ALIMENTOS FUNCIONAIS
A PREVENÇÃO COMEÇA NA MESA
TEORIA E PRÁTICA

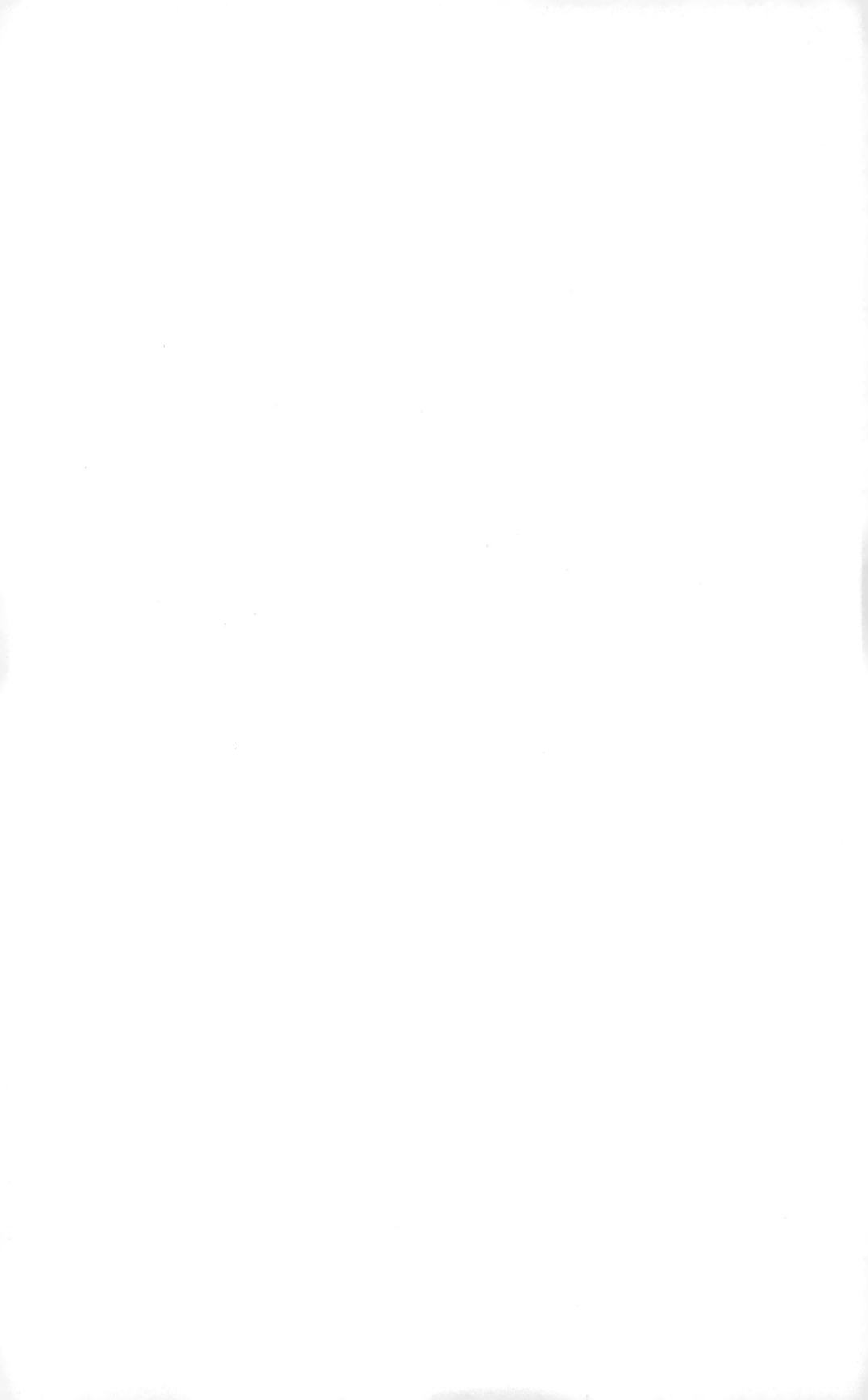

Dra. Dayse Caldeira
Chef Letícia Vilardo

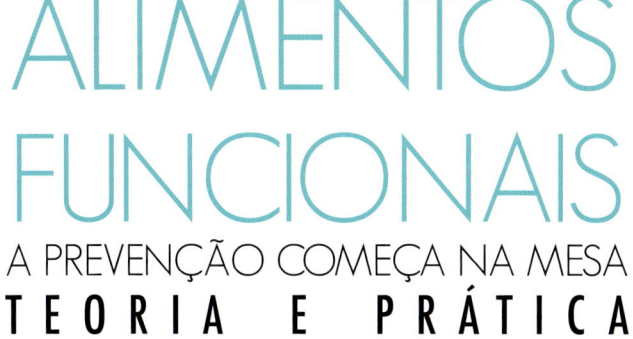

ALIMENTOS FUNCIONAIS
A PREVENÇÃO COMEÇA NA MESA
TEORIA E PRÁTICA

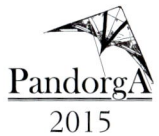

PandorgA
2015

Copyright © Dayse Caldeira e Letícia Vilardo, 2015

Todos os direitos reservados
Copyright © 2015 by Editora Pandorga

Direção Editorial
Silvia Vasconcelos
Produção Editorial
SSegovia Editorial
Diagramação
Vanúcia Santos (AS Edições)
Preparação
Tamires Cianci
Capa
Dimitry Uziel
Revisão
Alline Salles (AS Edições)
Foto Dayse Caldeira
Studio Woody
Foto Letícia Vilardo
Liz Guimarães

Texto de acordo com as normas do Novo Acordo Ortográfico da Língua Portuguesa
(Decreto Legislativo nº 54, de 1995)

DADOS INTERNACIONAIS DE CATALOGAÇÃO NA PUBLICAÇÃO (CIP)
Ficha elaborada por: Tereza Cristina Barros - CRB-8/7410

Caldeira, Dayse.
  Alimentos funcionais : a prevenção começa na mesa: teoria e prática / Dayse Caldeira, Letícia Vilardo. –- 1. ed. –- São Paulo : PandorgA, 2015.
  146 p. ; 16 x 23 cm.

ISBN 978-85-8442- 095-7

  1. Alimentos funcionais 2. Culinária n3. Receitas 4. Saúde – Promoção I. Vilardo, Letícia. II. Título.

12.09/029-2015   CDD- 641.5

Índices para catálogo sistemático:

2015
IMPRESSO NO BRASIL
PRINTED IN BRAZIL
DIREITOS CEDIDOS PARA ESTA EDIÇÃO À
EDITORA PANDORGA
AVENIDA SÃO CAMILO, 899
CEP 06709-150 – GRANJA VIANA – COTIA – SP
Tel. (11) 4612-6404
www.editorapandorga.com.br

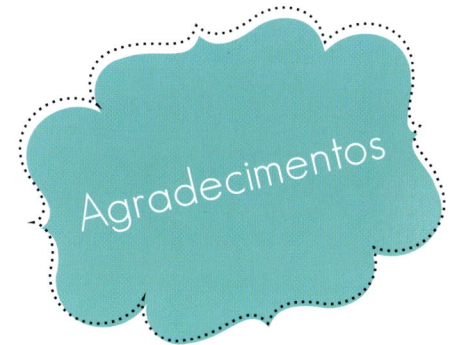

Agradecimentos

Agradeço a Deus por todos os amanheceres, porque me permitiste mais um dia de vida;

Agradeço pelas aspirações e realizações;

Agradeço pelas dificuldades e pelos desafios, porque valorizo ainda mais as minhas vitórias e conquistas;

Agradeço pelos meus irmãos de alma, que chamamos de amigos, por colocarem sorrisos largos em meu rosto e alegria em meu coração;

Agradeço pelo dom e amor incondicional pela medicina;

Agradeço por este livro, que é a realização de um grande sonho.

Dayse Caldeira

Agradeço aos meus pais, Mário e Maria das Graças Vilardo, pelo exemplo e pelo amor que sempre dedicaram a mim.
Ao Nando, meu marido, pela compreensão e companheirismo.
A Thazia e Lena Riccieri, pelo apoio incondicional.
A todos os chefs, cozinheiros e cozinheiras com os quais tive o privilégio de aprender ao longo da carreira.
À Maria Laucedina Rodrigues, pela inspiração e pelos primeiros ensinamentos.
À Editora Pandorga, Karla Vieira, Mário e Vanessa La-Gatta, Clayton Macedo e todos aqueles que, gentilmente, contribuíram para a realização deste livro.

Letícia Vilardo

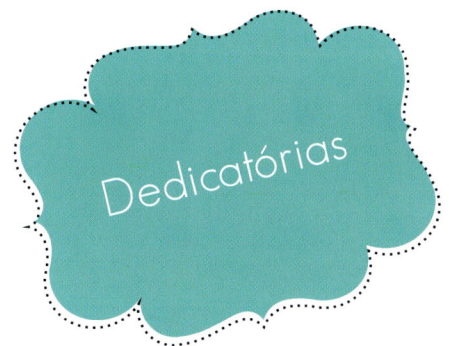

Dedicatórias

Dedico este livro ao Grupo Longevidade Saudável, em especial ao meu mestre Dr. Ítalo Rachid. Grata por me apresentar este "novo" modelo de medicina. Não podemos permanecer "hibernando" em relação à evolução e à quebra de paradigmas tanto na medicina quanto em nossas vidas. É fundamental que tenhamos humildade frente aos novos conhecimentos para beneficiar quem nos confia seu bem mais precioso, a sua saúde!

Dayse Caldeira

Para Miguel e Antonio.
Com amor,

Letícia Vilardo

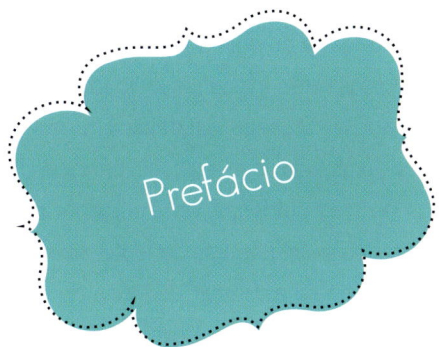

Prefácio

Hipócrates, pai da medicina, já dizia: "Que seus alimentos sejam os seus medicamentos e que seus medicamentos sejam os seus alimentos".

Decorridos quase três mil anos, a assertiva é mais do que atual!

À luz do conhecimento vigente, sabemos que os alimentos podem ser considerados *perigosas* drogas, capazes de atuar por meio de mecanismos tão distintos em nosso metabolismo que, em muitos casos, podem até mesmo se contrapor à fisiologia.

Dependendo da combinação dos macronutrientes, que são os carboidratos, as proteínas e gorduras, e da proporção ingerida de cada um em cada refeição que consumimos ao longo da vida, o corpo pode sofrer profundas modificações nos níveis hormonais, que, por sua vez, induzem respostas no maquinário celular que podem causar intensa aceleração dos processos degenerativos e catabólicos do envelhecimento. Além disso, podem originar um fenômeno que está na base de quase todas as doenças relacionadas ao envelhecimento humano, denominado inflamação silenciosa ou inflamação crônica subclínica.

Hoje, vivemos em um mundo hostil à nossa fisiologia.

Excesso de poluentes, contaminação do ar, agrotóxicos, excessiva industrialização dos alimentos, consumo exagerado de açúcar, óleo de cozinha, leite e seus derivados, carboidratos refinados com altos índices glicêmicos, gorduras saturadas, gorduras trans, exposição aos xenobióticos, disruptores endócrinos, intoxicação por metais pesados, uso crescente de medicamentos, contaminação da água e uma multiplicidade de outros fatores tem repercutido em um aumento crescente da incidência de doenças crônico-degenerativas que, por quase total desconhecimento das pessoas, têm sido, equivocadamente, confundidas como doenças "próprias" ou "inevitáveis" da velhice.

O fato concreto é que as doenças que mais matam e desabilitam, na atualidade, têm pouca correlação com a idade ou com a genética.

Essas condições patológicas estão intimamente ligadas a uma doença muito mais grave que assola a sociedade de maneira pandêmica: a desinformação!

A medicina atualmente praticada tem seu foco principal no tratamento das doenças e, desse modo, as pessoas perdem a oportunidade importante de detectar e corrigir problemas de base que se manifestam de modo silencioso e totalmente assintomático e que, um dia, poderão se expressar na forma de doença.

Contrariando a lógica do *status quo*, Dra. Dayse abdicou de uma carreira médica bem-sucedida na especialidade de anestesiologia, na qual, por muitos anos, pôde contribuir com competência e conhecimentos para o tratamento das doenças e passou a se dedicar ao tratamento da saúde.

Profissional de inteligência aguda, inquieta e inconformada com a mesmice reinante, Dayse aprendeu a se reinventar enquanto médica e ser humano, e hoje pratica um modelo de medicina fortemente alicerçado na detecção precoce e na prevenção das doenças e, principalmente, a manutenção da saúde.

O conteúdo do livro expressa o seu pensamento acerca de conceitos que envolvem a demanda cada vez maior em uma sociedade que anseia por saúde: a alimentação funcional.

Escrita de forma bastante didática e em linguagem acessível, a obra discorre sobre os alimentos saudáveis, suas propriedades e seus benefícios para a saúde, posicionando-se como um importante guia não apenas para os que desejam adentrar nesse fascinante campo, bem como para os que já praticam o modelo de alimentação por ela defendido.

Pela proposta da obra e, sobretudo, pela grande profissional que a autografa, a resultante só pode ser o inevitável e merecido sucesso!

Uma ótima leitura a todos.

Dr. Ítalo Rachid

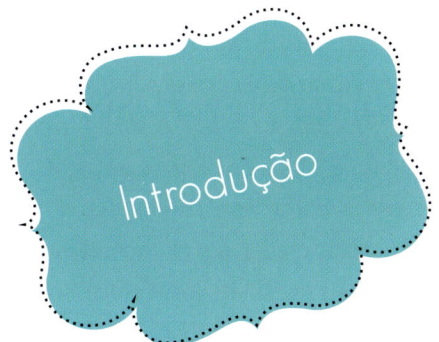

Introdução

Conheci a Dra. Dayse Caldeira por acaso, por indicação de um educador físico.

Na época, estava começando a despertar para as consequências da alimentação no meu corpo e na minha saúde.

Na realidade, tinha dado à luz meu segundo filho, Antonio, e, como acontece com muitas mulheres, havia adquirido muito peso, exatos 25 quilos.

Conseguira me livrar de boa parte desses 25 quilos com amamentação, exercícios e dieta, mas ainda havia cerca de dez quilos que insistiam em estar ali e não me deixar.

Por mais esforço que eu fizesse, aqueles dez quilos não iam embora.

Consultei nutricionistas, testei dietas mirabolantes por conta própria, passava horas na esteira da academia e nada me trazia o resultado esperado.

O fato de trabalhar com gastronomia sempre me fez enxergar o alimento de modo peculiar. Na verdade, quando observo determinado alimento, seja ele um tomate ou um pedaço de carne, reflito no trajeto que ele percorreu para chegar às minhas mãos, não só da horta à mesa, mas no aspecto histórico de como aquele alimento se disseminou e passou a compor nosso cenário alimentar. Outro aspecto importante é o sabor que ele tem, sua textura, a maneira que se comporta no palato, combinado com este ou aquele ingrediente. Chamo este processo de interpretação do alimento.

Quando entrei, pela primeira vez, no consultório da Dra. Dayse Caldeira, na verdade, entrei em um novo mundo. Ela me revelou um aspecto da alimentação que eu desconhecia. O fato de determinados alimentos possuírem uma função além de seus valores nutricionais e aspectos gustativos era algo completamente novo para mim.

Orientada por ela e por sua equipe, rapidamente perdi aqueles indesejados dez quilos e muito mais do que isso, ganhei mais vitalidade, disposição e saúde.

Dra. Dayse sempre me orientava ou elucidava minhas dúvidas de maneira clara e objetiva, com competência, mas, sobretudo, com paixão. Sempre digo que é a paixão pelo que fazemos que determina o nível do profissional que somos, em qualquer área.

Aquela nova perspectiva alimentar que se abriu para mim começou a nortear minhas receitas. Passei a adaptar e criar pratos livres de antinutrientes, substituindo alimentos nocivos por outros mais saudáveis, sem ter que abrir mão do sabor.

De início, passei a aplicar em benefício próprio, e depois para amigos, amigos de amigos e, por fim, ministrando cursos de alta gastronomia funcional.

Dra. Dayse tornou-se mais do que uma médica, tornou-se uma amiga e, das nossas longas conversas, surgiu a ideia deste livro.

Sinto-me honrada em fazer parte deste projeto e poder somar minha experiência na gastronomia funcional aos conhecimentos e à competência da Dra. Dayse.

Espero que o leitor aprecie a leitura, divirta-se e se delicie com minhas receitas e que, principalmente, possa gozar de mais saúde sem ter que abrir mão do sabor e do prazer gastronômico.

Letícia Vilardo

" O pior inimigo do paciente é
o médico desatualizado."

Dayse Caldeira

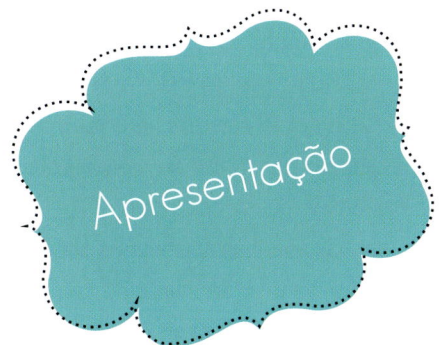

Apresentação

Hoje muito se fala nas mídias sociais e na internet sobre a alimentação funcional, que é notícia no Brasil e no mundo, além de tema de inúmeras pesquisas, conquistando, assim, um número cada vez maior de adeptos. Esse "novo" estilo de vida não deve ser encarado como modismo, visto que a preocupação com a alimentação vai muito além de um momento. Trata-se de uma reeducação alimentar que trará benefícios imediatos que vão perdurar por toda sua vida.

Com a correria do dia a dia, muitas pessoas lançam mão de produtos industrializados que, na maioria das vezes, são "lixos" alimentares e não contribuem com nenhum nutriente para o bom funcionamento do organismo. Muitos optam por alimentos processados, os quais foram comprometidos pela adição de conservantes, corantes, aromatizantes, glutamato monossódico, óleos hidrogenados e material genético não natural ou sofreram tratamentos químicos ou térmicos que alteram e/ou destroem as enzimas naturais, os ácidos graxos, as vitaminas e os minerais. O objetivo do processamento é prolongar a vida útil dos alimentos para que grandes quantidades possam ser vendidas e armazenadas.

Muitas das fontes dos ingredientes dos alimentos processados estão envoltas em mistério. Os fabricantes de alimentos podem patentear alguns dos métodos de processamento que utilizam. Um exemplo é o processo para fabricar o Splenda, adoçante artificial, que é um grande segredo patenteado pelo Governo dos Estados Unidos.

Se parar um segundo para pensar, você deduzirá que, se alguém tem que manter em segredo o modo como a comida é produzida, então significa que, se as pessoas soubessem qual o processo empregado na fabricação, elas, provavelmente, não iriam consumir esse alimento, certo?!

Acompanhando a modernidade, vieram as doenças crônicas não transmissíveis, que estão relacionadas com a combinação de hábitos alimentares inadequados, estresse emocional, poluentes ambientais (disruptores endócrinos), a água que tomamos, uso de medicamentos, sedentarismo, todos associados à predisposição genética. Cada pessoa tem que ser analisada como um todo, visto que hábitos alimentares inadequados levam a um desequilíbrio de nutrientes e a problemas de saúde, os quais podem ser agravados, por exemplo, com o uso de medicamentos têm a possibilidade de ocasionar o desenvolvimento de outras patologias.

A saúde começa com as suas escolhas alimentares. Mudar os hábitos é mais do que cuidar de uma doença, é prevenção. Se comer de tudo fosse tão bom, ninguém ficaria doente e seu médico não iria cortar nenhum alimento, mas não é bem assim. Ao saber disso, por que comer certos alimentos se eles podem fazer mal? A questão não é deixar de comer, é saber escolher os alimentos certos que, além de alimentar, são saudáveis e cuidarão do organismo. Esses benefícios irão refletir em todo o corpo e a mente. Devido a essa preocupação com a saúde e o objetivo de prevenir e tratar doenças, surge o interesse por consumir os alimentos funcionais.

Os alimentos funcionais, chamados também de medicamentos naturais, fazem parte de uma nova concepção de alimentos, lançada no Japão na década de 1980, por meio de um programa de governo que tinha como objetivo o desenvolvimento de alimentos saudáveis para uma população que envelhecia, porém apresentava grande expectativa de vida.

O aumento da consciência dos consumidores que desejam melhorar sua qualidade de vida e optam por um estilo de vida saudável é um dos fatores que contribuem para pesquisas e desenvolvimento dos alimentos funcionais.

O *Institute of Food and Nutrition Board* define como alimentos funcionais "qualquer ingrediente que possa proporcionar um benefício à saúde além dos nutrientes tradicionais que ele contém". Quando consumidos, demonstram capacidade de regular funções corporais de forma a auxiliar na proteção contra doenças como hipertensão, diabetes, câncer, osteoporose e coronariopatias.

Os componentes químicos que conferem funcionalidade aos alimentos são os Carotenoides, Fitoesteróis, Glucosinolatos, Ácido fenólico, Isoflavonas, Catequinas, Antocianinas, Ácidos graxos, Ômega-3, Oligossacarídeos e Polissacarídeos, Prebióticos e Probióticos.

Vale lembrar que existe a individualidade biológica. Cada pessoa precisa de uma quantidade diferente de nutrientes em seu organismo, cuja deficiência pode acarretar a queda de suas defesas, levando a inúmeras patologias. Na contramão dos alimentos funcionais, temos os alimentos antifuncionais. Tais alimentos, se consumidos cronicamente e de forma deliberada, possuem grande potencial de causar doenças.

Também provocam intolerâncias, minando, dia após dia, o nosso sistema imunológico e a nossa saúde.

São exemplos de alimentos antifuncionais:

- Açúcar;
- Soja e produtos à base de soja;
- Carboidratos simples: pão branco, arroz branco, massas refinadas, batata inglesa etc.;
- Óleos vegetais (soja, milho, canola, girassol); gordura hidrogenada, margarinas etc.;
- Leite e derivados;
- Glúten: pães, massas de trigo refinado etc.;
- E todos os alimentos com excesso de produtos químicos, como conservantes, corantes, agrotóxicos, glutamato monossódico e geneticamente modificados.

Portanto, se você ainda não tinha ouvido falar em alimentos funcionais, a partir de agora, terá vários motivos para incluí-los em seu cardápio. Com a expectativa de vida aumentando, cresce o aparecimento de doenças crônicas, e a prevenção continua sendo o melhor caminho para uma vida longa e de qualidade. Saúde não é apenas a ausência de doenças, e sim uma harmonia entre os sistemas físico, emocional e mental.

Este livro foi escrito com muito amor e por meio de uma linguagem acessível a todos. Todas as nossas receitas são livres de alimentos antifuncionais. Espero que ele possa ajudá-lo a quebrar o paradigma de que alimentação saudável é ruim e sem graça!

Desejo-lhes uma vida saudável e longeva!

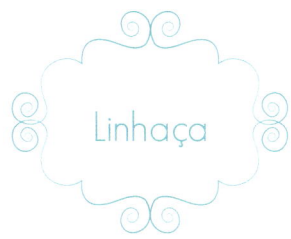

Linhaça

A semente de linhaça tem sido consumida desde os tempos antigos. Existem relatos de ter sido cultivada no antigo Egito e China.

O Rei Carlos Magno, no século oitavo, acreditava tão fortemente nos benefícios da linhaça que exigia que seus súditos leais comessem as sementes e criou leis para se certificar disso. Sem saber, Carlos Magno já fazia prevenção das doenças.

A linhaça é uma fonte de gordura saudável, de antioxidantes e de fibras; pesquisas modernas têm encontrado evidências que sugerem que a linhaça também pode ajudar a reduzir o risco de diabetes, câncer e doenças cardíacas.

É a semente encontrada na natureza com o maior teor de ômega 3 e pode contribuir para a defesa do organismo e o retardo do envelhecimento das células. Há a dourada e a marrom, sendo a dourada mais rica em nutrientes. A linhaça pode ser consumida em sementes, óleo ou farinha.

Seus benefícios são:

Cardiovascular: promove a diminuição do colesterol ruim (LDL) e o aumento do bom colesterol (HDL), prevenindo contra infartos e derrames;

Diabetes: promove diminuição do açúcar no sangue;

Obesidade: as fibras ajudam a diminuir o apetite;

Anti-inflamatório: inibe substâncias inflamatórias;

Reduz a pressão arterial: protege o coração e os vasos sanguíneos;

Ação antioxidante: previne o envelhecimento precoce e protege das doenças crônicas;

Ação hormonal: protege contra o câncer e reduz os sintomas da menopausa;

Ação antiplaquetária: "afina" o sangue, protegendo contra infarto e derrame;

Sistema imunológico: previne e trata alergias e doenças do sistema imunológico baixo;

Ritmo intestinal: devido à grande quantidade de fibras, promove maior conforto, melhora a digestão, absorção de nutrientes, além de melhorar o aspecto da pele, o humor e aumentar as defesas do organismo;

Estímulo da produção de neurotransmissores: contém triptofano, que ajuda a aumentar os níveis de serotonina.

As sementes de linhaça dão origem a uma gordura com características específicas e oferecem propriedades benéficas devido ao seu alto teor de fibras e ômega 3, que possui propriedades antioxidantes e anti-inflamatórias. O óleo de linhaça é fonte de ácido linoleico (ômega 6), essencial ao organismo, porque, a partir dele, são fabricados outros ácidos, e ainda contém lignana, um fitoestrógeno que tem ação similar ao hormônio feminino.

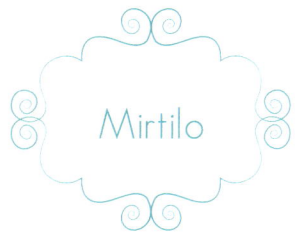

Mirtilo

O mirtilo contém um tipo de flavonoide conhecido como antocianina, que é responsável por conferir a coloração de certos alimentos, como *cranberries*, repolho vermelho e berinjelas. A função da antocianina não é somente essa: ela também é um excelente alimento funcional e está no topo da lista dos alimentos devido ao seu elevado poder antioxidante.

Seus benefícios são:

Cardiovascular: reduz o colesterol ruim (LDL) e diminui incidência de problemas cardiovasculares;

Aparelho urinário e digestivo: suas propriedades antibacterianas previnem e tratam infecções;

Memória e coordenação motora: protege o cérebro de doenças degenerativas decorrentes do envelhecimento, como perda da memória a curto prazo e Alzheimer;

Visão: um de seus componentes, a anticianina, é responsável por melhorar a visão noturna e amenizar sintoma de vista cansada;

Diabetes: diminui o açúcar no sangue e atua na restauração da pequena circulação;

Anticancerígena: estimula o organismo a eliminar substâncias carcinogênicas.

Além de o mirtilo possuir alto teor de antioxidantes, é rico em vitaminas E, A, C e vitaminas do complexo B, enzimas, minerais, sais minerais e oligoelementos, como magnésio, potássio, cálcio, fósforo, ferro, manganês, fibras e pectina. E também tanino, ácido málico, tartárico.

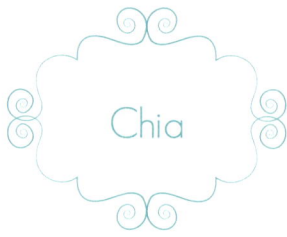

Chia

As sementes de chia estão entre os alimentos mais saudáveis do planeta. São repletas de bons nutrientes que podem promover benefícios importantes para o seu corpo e cérebro.

É uma pequena semente que pode ser consumida em forma de grão, farinha ou óleo, e suas folhas são usadas como infusão. Por ser uma fonte rica em ômega 3, minerais, aminoácidos, antioxidantes e fibras, previne certas doenças.

Seus benefícios são:

Cardiovascular: estimula a produção das enzimas responsáveis pela degradação do colesterol (LDL) e de triglicerídeos;

Diabetes: melhora a ação da insulina nas células;

Perda de peso e controle do apetite: regula o apetite pela ação das fibras. No estômago, a semente se transforma em gel, que dá sensação de saciedade por mais tempo;

Osteoporose: pelo alto teor de cálcio, magnésio, ferro e zinco, contribui para ossos e dentes saudáveis;

Intestino e metabolismo: rica em fibras solúveis e insolúveis, as quais auxiliam o trânsito intestinal, evitam a constipação e limpam o organismo;

Melhora o sono e o humor: sua alta concentração de ômega 3 promove bem-estar;

Prevenção de doenças: funciona como um anti-inflamatório natural e pode ajudar a combater depressão, artrite e câncer.

A semente da chia é considerada um alimento funcional por conta de suas características. É uma rica fonte de minerais, aminoácidos essenciais, ácido alfalinolênico, ômega 3, cálcio, magnésio, manganês, fósforo, proteínas e antioxidantes, flavonoide kaempferol e, em menor quantidade, os ácidos cafeico e clorogênico. Esses componentes dão à chia o poder de prevenir doenças cardiovasculares, diabetes e até tumores, além de auxiliar na perda de peso. A dosagem recomendada é de 20 gramas (cerca de uma colher e meia de sopa) de sementes de chia, duas vezes por dia.

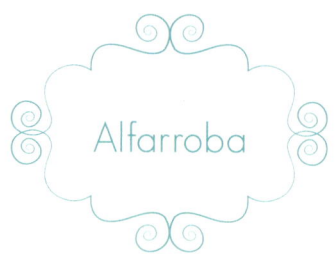

Alfarroba

É uma leguminosa parecida com feijão. Depois de secas, suas vagens são torradas e trituradas e dão origem a uma farinha de cor marrom com aroma e sabor semelhantes ao cacau. Naturalmente doce, a alfarroba dispensa o uso de açúcar. A farinha é rica em fibras, pobre em gorduras e tem alto poder antioxidante. A alfarroba é um substituto para o cacau. A grande diferença em relação ao cacau está no teor de açúcar e no de gordura. Enquanto o cacau possui até 23% de gordura e 5% de açúcar, a alfarroba possui 0,7% de gordura e alto teor de açúcares naturais que gira em torno de 38 a 45%.

♡ Seus benefícios são:

Intestino: protege a mucosa intestinal, diminui a incidência de diarreia e úlceras;
Cardiovascular: ajuda a reduzir o colesterol total, LDL (colesterol ruim) e triglicerídeos;
Diabetes: melhora a resposta à insulina, contribuindo para o controle do nível de açúcar no sangue;
Câncer: ajuda a inibir a proliferação de células cancerígenas;
Obesidade: ajuda a diminuir os níveis de grelina (hormônio que estimula o apetite).

Além disso, a alfarroba não contém glúten, possui grande quantidade de fibras naturais e elevado potencial antioxidante.

A alfarroba apresenta compostos fenólicos antioxidantes: ácido gálico, flavonoides, quercetina, miricetina, taninos, proantocianidina e catequinas e vitaminas do complexo B, vitamina A, cálcio, magnésio, ferro e potássio. É rica em açúcares naturais e possui baixo teor de lipídeos. Também não apresenta substâncias estimulantes, como a cafeína e a teobromina.

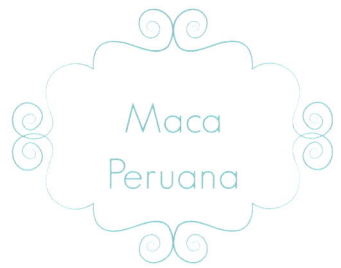

Maca Peruana

A maca é uma planta que cresce no centro do Peru, no planalto da Cordilheira dos Andes. É parente do rabanete e tem odor semelhante ao do caramelo. Sua raiz pode ser usada para a elaboração de medicamentos. É rica em proteínas, vitaminas, minerais, fibras e outros nutrientes. Seu uso tem como objetivo, além de auxiliar a perda de peso, prevenir e auxiliar no tratamento de doenças.

Seus benefícios são:

Hormonal: auxilia na produção de hormônios sexuais e pode ser usada como afrodisíaco, aumentando a libido e a fertilidade. A raiz da maca é conhecida por melhorar a qualidade e a quantidade de esperma nos homens que têm menor contagem que a normal;
Anemia: por ser rica em ferro, previne anemia;
Osteoporose: devido ao cálcio, atua na prevenção da osteoporose;
Obesidade: suas fibras dão maior sensação de saciedade, o que contribui para o emagrecimento;
Diabetes: diminui a liberação de insulina no sangue;
Cansaço: seus nutrientes aumentam a geração de energia no corpo.

A maca é rica em carboidratos complexos, vitaminas, aminoácidos, fitoesteróis, minerais essenciais e lipídeos. Seu uso a longo prazo não apresenta nível de toxicidade.

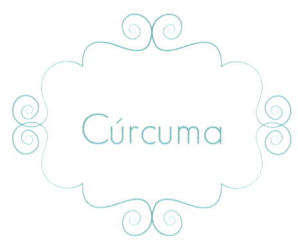

Cúrcuma

A cúrcuma também é conhecida como açafrão-da-terra. Tem gosto amargo e quente, e é, frequentemente, usada para conferir sabor ou cor de curry em pó a mostardas, manteigas e queijos. A raiz da cúrcuma também é amplamente utilizada em medicina.

As principais propriedades da cúrcuma são sua ação anti-inflamatória, antioxidante, antibacteriana e digestiva. Pode-se usar seu tubérculo, o pó ou as folhas para infusão.

♥ Seus benefícios são:

Osteoarticular: ação anti-inflamatória que previne e trata processos inflamatórios;
Alzheimer: previne e retarda a progressão da doença;
Diabetes: diminui a liberação de insulina no sangue;
Fígado e estômago: desintoxicação do fígado e alívio de dores estomacais;
Câncer: inibe a proliferação de células tumorais;
Antisséptico e antibacteriano: promove a desinfecção de ferimentos;
Depressão: atua no organismo aumentando a disponibilidade de alguns neurotransmissores, tais como a serotonina;
Cardiovascular: reduz o colesterol ruim (LDL).

Cuidado com o uso em excesso, que pode provocar náuseas e irritação estomacal. Durante a gravidez e no período de amamentação, seu uso deve ser feito sob orientação de profissional capacitado. É contraindicado para pacientes que estejam tomando anticoagulante e com obstrução das vias biliares.

A cúrcuma tem como principal componente a curcumina, que tem funções antimicrobiana, anti-inflamatória, antioxidante e anticancerígena, além de inúmeros compostos fenólicos, esteróis e alcaloides, terpenos, diarilpentanoides e fenilpropenos. Também são encontradas quantidades de potássio, fósforo, vitamina C, ferro e niacina

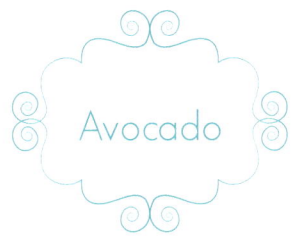

Avocado

Ele é uma variação do abacate, sendo a maior diferença em relação ao seu "primo" em nome, sabor e aparência é a quantidade calórica. O avocado é mais magro: contém 10% de calorias a menos do que o abacate.

Rico em antioxidantes, vitaminas e minerais – oferece 14 minerais e 11 vitaminas –, é um excelente aliado à saúde. Seu formato pode ser arredondado ou de pera. São uma grande fonte de luteína, um carotenoide que funciona como antioxidante e ajuda a proteger contra doenças oculares. Também contém carotenoides relacionados a zeaxantina, alfa-caroteno e beta-caroteno, bem como tocoferol (vitamina E).

Seus benefícios são:

Cardiovascular: ajuda a reduzir o colesterol total e o LDL (colesterol ruim);
Câncer: auxilia no combate aos radicais livres;
Antienvelhecimento precoce: rico em antioxidantes;
Musculoesquelético: é essencial na formação óssea e dental, evita cãibras e seu poder anti-inflamatório trata e previne a artrite;
Emagrecimento: diminui o processo inflamatório do organismo e promove a saciedade por ser rico em fibras;
Depressão: fornece cofatores fundamentais para sua síntese de serotonina, como magnésio e vitamina B6.
Intestino: por ser rico em fibras, auxilia no funcionamento do intestino e previne doenças do cólon.

O avocado é um poderoso antioxidante devido à combinação de seus componentes, como vitaminas e minerais. É uma excelente fonte de vitamina C, E e B6, além de fósforo, magnésio e potássio. Também é rico em pectina e ácidos graxos do tipo ômega 9.

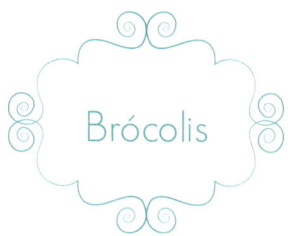

Brócolis

O brócolis pertence à família vegetal dos crucíferos, que inclui couve, couve-flor, couve-de-bruxelas, couve-chinesa, couve-nabo e o nabo.

Quem quer ter mais saúde deve incluir vegetais crucíferos, como brócolis, no topo da sua lista de compras. Se você já tem o hábito de consumir vegetais crucíferos, saiba que eles têm sido associados a um menor risco de câncer de pulmão e de cólon. Pesquisas constataram que o sulforafano, um composto que contém enxofre que dá aos vegetais crucíferos seu sabor ligeiramente amargo, também é o que lhes confere seu poder de combater o câncer.

O sulforafano pode inibir a enzima histona deacetilase, que sabe-se estar envolvida na progressão de células cancerígenas. Essa característica faz desse vegetal um alimento potencialmente poderoso na prevenção do câncer.

É um vegetal com poderosas fontes nutricionais que pode ser consumido por completo: folhas, talos e flores. Pode ser consumido cru ou cozido no vapor ou na água. Deve-se evitar o cozimento excessivo para não haver perda de todos os nutrientes.

Seus benefícios são:

Musculoesquelético: é essencial nas formações óssea e dental;
Câncer: previne e trata o câncer de próstata, mama, cólon e pulmão;
Cardiovascular: reduz o colesterol ruim (LDL), possui propriedades anti-inflamatórias e relaxa os músculos do coração e artérias, diminuindo a pressão arterial;
Imunológico: rico em antioxidantes, os quais combatem os radicais livres fortalecendo, assim, o organismo;
Diabetes: ajuda na regulação de açúcar e insulina no sangue;
Antienvelhecimento: possui ativos cuidadores das células. Protege a pele contra os efeitos do sol;

Gastrointestinal: melhora o funcionamento do intestino e combate infecções estomacais;
Osteoporose: reforça os ossos, prevenindo a osteoporose;
Visão: previne e trata a degeneração macular;
Gravidez: auxilia na formação do feto.

Brócolis têm grandes propriedades antioxidantes. São ricos em cálcio, ferro, zinco e magnésio, vitaminas K, A e C, ácido fólico, selênio e potássio. Também são ricos em fibras alimentares e contém sulforafano, além de carotenoides, isotiocianatos e flavonoides, luteína e zeaxantina.

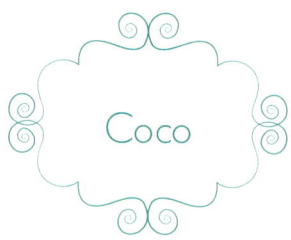

Coco

É um fruto rico em nutrientes, carboidratos e sais minerais. As quantidades podem variar de acordo com sua maturação: o coco verde, por exemplo, possui mais vitamina C e o coco maduro, mais gordura. É um superalimento e suas propriedades são comparadas às do leite materno. Pode-se consumir a água, a polpa, tanto verde quanto madura, ou suas variações em açúcar, leite ou óleo.

No óleo de coco, está presente o ácido láurico. Ele ajuda a eliminar bactérias patogênicas do intestino, favorecendo o crescimento da flora intestinal. Estudos relatam que o óleo de coco auxilia o sistema imunológico, regula a função intestinal e tem ação antioxidante devido à presença de ácidos fenólicos.

Seus benefícios são:

Desidratação corporal: poder hidratante por ser fonte de minerais;

Imunológico: fortalece o organismo por ter ação antiviral, antifúngica e antimicrobiana;

Gastrointestinal: regulação intestinal tanto na diarreia quanto na prisão de ventre, ameniza dores estomacais e pancreatite;

Antienvelhecimento: hidratante natural que forma uma barreira na pele contra agressões climáticas. É facilmente absorvido na pele, combate a flacidez e ajuda a reduzir as linhas finas, rugas e linhas de expressão;

Cardiovascular: aumento dos níveis do "bom" colesterol (HDL) e redução do colesterol "ruim" (LDL);

Anti-inflamatório: a água e a polpa reduzem as inflamações;

Calmante: o leite de coco age como leve sedativo;

Desintoxicante: a polpa, quando consumida regularmente, desintoxica o sangue;

Diurético: a água atua como estimulante de excreção urinária;

Antitérmico: o leite e a água reduzem a febre;

Vermífugo: o leite de coco é usado, principalmente, contra vermes;

Cabelo: promove a saúde capilar;

Cicatrizante: auxilia no processo de cicatrização devido à sua ação anti-inflamatória;

Emagrecimento: acelera o metabolismo, auxiliando na perda de peso;

Osteoporose: melhora a densidade óssea;

Visão: melhora da visão deficiente;

Hormonal: ajuda a regular a produção de hormônios e favorece o bom funcionamento da glândula tireoide.

O coco contém alto poder antioxidante e é uma riquíssima fonte de minerais, como sódio, potássio, cálcio, manganês, magnésio, cobre e ferro. Dentre as vitaminas em maior quantidade, encontramos as do complexo B (B1, B2 e B5), E, A e C. O ácido láurico também confere ao leite de coco propriedades antifúngicas, antivirais e antibacterianas.

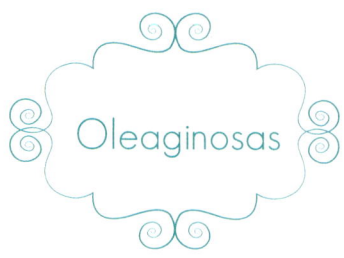

Oleaginosas

Compõem esse grupo as sementes oleaginosas, como gergelim, linhaça, semente de girassol e semente de abóbora, e os frutos secos, como castanha-do-pará, castanha-de-caju, amêndoa, pistache e nozes.

Nozes e sementes são ricas em energia e nutrientes, além de serem fontes de gorduras "boas" (insaturadas) e de monoinsaturadas (ácido oleico), que são importantes na prevenção da doença arterial coronariana, acidentes vasculares cerebrais. Favorecem um perfil lipídico saudável, além de inibirem a formação de trombos, os quais podem ser prejudiciais à circulação, como poli-insaturadas (ácido linoleico e linolênico), que auxiliam na regulação dos níveis sanguíneos do colesterol e protegem o corpo da formação dos radicais livres.

Seus benefícios são:

Cardiovascular: reduzem as concentrações sanguíneas de LDL, triglicerídeos e elevam a concentração da HDL, reduzindo os processos inflamatórios e a pressão arterial;
Diabetes: melhoram a sensibilidade à ação da insulina;
Antienvelhecimento: possuem ativos cuidadores das células, os antioxidantes;
Emagrecimento: promovem a sensação de saciedade;
Bem-estar: melhoram o humor e a tensão pré-menstrual;
Osteoporose: por serem ricas em cálcio e magnésio, mantêm a saúde dos ossos;
Memória: excelentes para manter e melhorar a memória;
Câncer: podem ajudar a prevenir alguns tipos da doença.

Além de serem ricas em antioxidantes, tais como carotenos, resveratrol, luteína, criptoxantina, esses compostos atuam na prevenção do câncer e de doenças cardíacas, neurodegenerativas, Alzheimer e infecções fúngicas e virais. Também são fontes de vitamina E, magnésio, selênio, zinco e manganês, entre outros.

Pimenta Vermelha

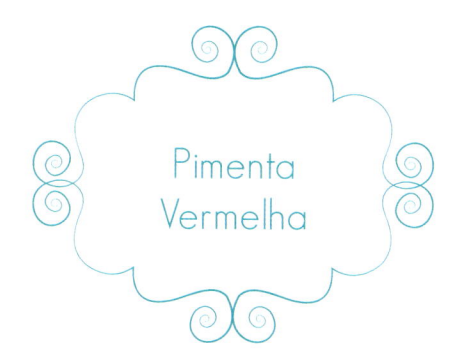

As pimentas são consideradas uma das mais importantes especiarias e são usadas mundialmente na preparação de diversos pratos, conferindo mais sabor. No entanto, estudos mostram que suas utilidades vão muito além de realçar o sabor dos alimentos; elas também têm diversas funções benéficas à saúde. As pimentas constituem boas fontes de vitaminas, principalmente C e A, e contêm vários minerais fundamentais para o perfeito funcionamento do organismo.

A capsaicina, composto ativo da pimenta vermelha, confere sua pungência, e é uma substância que, usada externamente no corpo, gera endorfinas que promovem uma sensação de bem-estar e felicidade, acionando o potencial imunológico. Suas propriedades nutricionais são preservadas quando consumida fresca, mas a pimenta também pode ser consumida seca ou em conserva.

Seus benefícios são:

Cardiovascular: o consumo de pimenta pode ajudar a manter os níveis de colesterol LDL, triglicerídeos e pressão sob controle;

Diabetes: reduz o nível de glicose no sangue e aumenta o nível de insulina;

Antienvelhecimento: por sua ação antioxidante, previne doenças como artrite, reumatismo, Alzheimer, Parkinson, derrames cerebrais e ataques cardíacos;

Emagrecimento: promove a sensação de saciedade e sua ação termogênica ajuda a diminuir a gordura abdominal;

Câncer: tem propriedades aticarcinogênicas;

Depressão: melhora o ânimo e promove sensação de bem-estar;

Estômago: efeito gastroprotetor, estimula a secreção gástrica, melhorando a digestão e a motilidade gastrointestinal;
Circulação: propriedades vasodilatadoras que impedem a formação de coágulos;
Anti-inflamatória: propriedades antimicrobianas e anti-inflamatórias;
Analgésica: por sua função vasodilatadora, alivia enxaqueca e dores de cabeça.

As pimentas contêm bioflavonoides, carotenoides e betacaroteno. São alimentos altamente nutritivos, fontes de vitaminas, ferro, cálcio, niacina, riboflavina, tiamina e fibras.

Amaranto

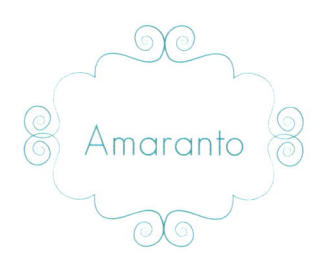

O amaranto é um grão que vem chamando atenção pelos benefícios à saúde. Possui cerca de 15% de proteínas, contendo todos os aminoácidos essenciais ao organismo. Boa fonte de carboidratos e rico em fibras, cálcio, fósforo, selênio e magnésio, os quais são nutrientes fundamentais para o bom funcionamento do corpo.

Seus benefícios são:

Cardiovascular: reduz o colesterol ruim e ajuda a normalizar a pressão arterial;
Diabetes: reduz o nível de glicose no sangue e aumenta o nível de insulina;
Emagrecimento: promove sensação de saciedade por ser rico em fibras;
Câncer: pode diminuir a irrigação de sangue em tumores;
Prisão de ventre: melhora o trânsito intestinal por conter fibras solúveis;
Músculos: atua no aumento da massa muscular por ser rico em proteínas;
Osteoporose: combate a osteoporose por ser uma boa fonte de cálcio;
Glúten: pode ser consumido por celíacos, pois não contém glúten;
Intestino: devido às fibras, regulariza o trânsito intestinal e diminui o inchaço abdominal.

Não há quantidade exata para o consumo de amaranto. Porém, a recomendação é que se consuma entre duas a três colheres de sopa (cerca de 45 gramas) do cereal por dia.

Grão-de-Bico

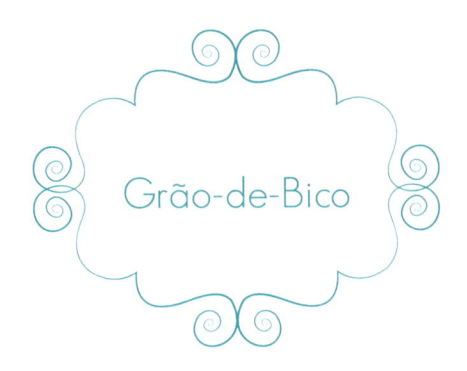

Originalmente cultivado na região do Mediterrâneo e Médio Oriente, sua influência culinária foi expandida para todo o mundo. O grão-de-bico tem destaque nas cozinhas italiana, grega, indiana, espanhola, portuguesa e do Oriente Médio.

É valorizado por seu excelente valor nutricional e por possuir alto teor de proteínas e fibras, além de conter várias vitaminas e minerais benéficos à saúde humana.

Uma xícara de grão-de-bico cozido contém 269 calorias, 45 gramas de carboidratos, 15 gramas de proteína, 13 gramas de fibra dietética e 4 gramas de gordura. Uma porção de uma xícara de grão-de-bico cru fornece 50% das necessidades diárias de potássio, 2% de vitamina A, 21% de cálcio, 13% de vitamina C, 69% de ferro, 2% de sódio, 55% de vitamina B6 e 57% de magnésio. Além disso, o grão-de-bico contém vitamina K, ácido fólico, fósforo, zinco, cobre, manganês e selênio.

Seus benefícios são:

Cardiovascular: reduz o colesterol "ruim" (LDL);
Diabetes: estabiliza o nível de açúcar no sangue;
Emagrecimento: promove sensação de saciedade por ser rico em fibras;
Músculo: auxilia no aumento da massa muscular por ser rico em proteínas;
Osteoporose: boa fonte de cálcio;
Intestino: rico em fibras, previne e trata doenças intestinais;
Anemia: trata a anemia por conter ferro;
Depressão: sensação de bem-estar.

O triptofano é um aminoácido essencial para o cérebro e, juntamente com outros nutrientes, ajuda na produção de serotonina, um neurotransmissor importante nos processos bioquímicos do sono, do humor e do bem-estar. É um aminoácido essencial, ou seja, nosso corpo não é capaz de produzi-lo, por isso, é preciso ingeri-lo por meio da alimentação, e o grão-de-bico é uma excelente fonte de triptofano.

Canela

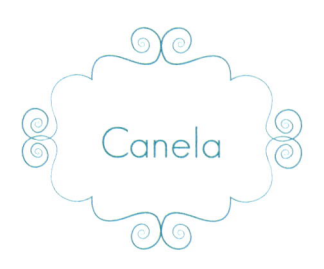

A canela é uma especiaria retirada da parte interna da casca do tronco de uma árvore chamada caneleira, originária da Ásia. É a partir de sua casca que são produzidos o pó ou o pau que costumamos usar em diversos pratos, especialmente em sobremesas. A casca ou o pó de canela também são utilizados como condimentos. A canela é uma das especiarias mais antigas e mais utilizadas do mundo! É um excelente antioxidante que ajuda a prevenir contra os danos causados pelos radicais livres, ou seja, envelhecimento e danos às células.

Seus benefícios são:

Cardiovascular: reduz o colesterol ruim (LDL) e os triglicerídeos;
Circulação: tem propriedades antiplaquetárias, antiescleróticas e antitrombóticas;
Diabetes: tem propriedades que atuam na prevenção e no combate a diabetes tipo 2;
Emagrecimento: possui ação termogênica, promovendo o aumento da temperatura corporal;
Musculoesquelética: trata dores musculares, artríticas e reumáticas;
Intestino: regula diarreia;
Estômago: tem função reguladora do apetite e antiespasmódica;
Gripe e resfriado: tem ação expectorante e combate infecções microbianas;
Analgésica: melhora cólicas e dores de dente;
Depressão, estresse e fadiga: age como um estimulante;
Diurética: acelera o metabolismo, aumentando a eliminação da urina.

A canela tem propriedades antioxidantes que impedem a oxidação de ácidos graxos no organismo. Possui óleos essenciais, magnésio, iodo, flavonoides, vitaminas do complexo B e vitamina A.

Alho

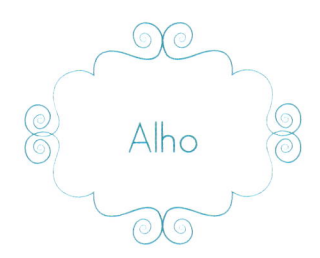

Com seu sabor característico, os dentes de alho contêm muitos fitonutrientes, minerais, vitaminas e antioxidantes que provaram ter grandes benefícios para a saúde. Possui um extraordinário fitoquímico chamado alicina. Estudos demonstram que alicina reduz a produção de colesterol por meio da inibição da enzima HMGCoA redutase dentro das células do fígado.

Alicina pode diminuir a rigidez dos vasos sanguíneos pela facilitação da liberação de óxido nítrico (NO). O óxido nítrico relaxa os vasos sanguíneos e, por conseguinte, leva a uma redução na pressão arterial sistêmica, além da ação fibrinolítica no interior dos vasos sanguíneos. Esta função de alicina ajuda a diminuir o risco global de doença arterial coronariana, doenças vasculares periféricas e acidente vascular cerebral.

O alho é uma excelente fonte de minerais e vitaminas. Os bulbos são uma das fontes mais ricas de potássio, ferro, cálcio, magnésio, manganês, zinco e selênio. Esses nutrientes são fundamentais para nossa saúde! Por exemplo, o selênio é um mineral essencial para um coração saudável e é um cofator importante para as enzimas antioxidantes no corpo. O manganês é usado pelo corpo como um cofator para a enzima antioxidante, a superóxido dismutase. O ferro é necessário para a formação de células vermelhas do sangue.

Seus benefícios são:

Colesterol: reduz o nível de triglicerídeos e colesterol;
Diabetes: regula os níveis de açúcar do sangue;
Câncer: previne o câncer de boca, mama, ovário, cólon e rins;
Imunidade: fortalece o organismo contra fungos, bactérias, vírus e parasitas;
Pele: sua ação antioxidante mantém a beleza da pele e trata acne e manchas;
Cabelo: umas das propriedades do alho trata e evita a queda de cabelo;

Cardiovascular: reduz a pressão arterial, o risco de infarto e de AVC;
Diurético: estimula a eliminação da urina.

Ele contém muitos antioxidantes flavonoides, como beta-caroteno, zeaxantina e vitaminas, como a vitamina C. A vitamina C ajuda o corpo a desenvolver resistência contra agentes infecciosos e a varrer os radicais livres, pró-inflamatórias que podem causar danos ao nosso organismo.

Dentes de alho têm elevados níveis de vitaminas e minerais.

Apenas 100 g fornecem (em % da dose diária recomendada):

95% de vitamina B6;

52% da vitamina C;

33% de cobre;

21% de ferro;

18% de cálcio;

26% selênio;

73% de manganês.

Quinua ou Quinoa

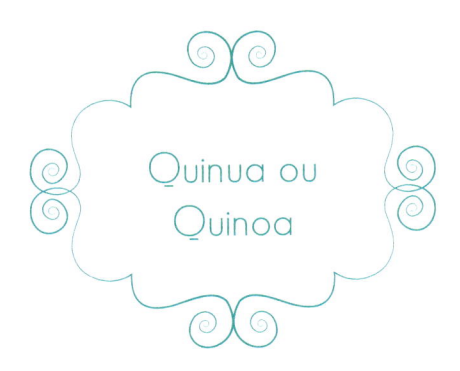

É um grão rico em proteínas que possui os aminoácidos essenciais de que nosso organismo precisa. Seu valor nutricional é comparável ao do leite materno! Atualmente, é um dos alimentos mais completos que se conhece. Pode ser consumido em grãos, farinha ou flocos em diversos tipos de receitas.

Seus benefícios são:

Fortalecimento muscular: possui alta quantidade de proteínas;
Cardiovascular: ajuda a regular a pressão arterial; reduz o nível do colesterol LDL e de triglicerídeos no sangue;
Osteoporose: fortalece os ossos devido à boa quantidade de cálcio que contém;
Intestino: ajuda a regular o trânsito intestinal;
Diabetes: regula o nível de açúcar no sangue;
Anemia: ajuda a combater a anemia por conter ferro;
Imunidade: rica em zinco, que fortalece o organismo;
Memória: ajuda a melhorar o funcionamento do cérebro para aprendizado e rapidez dos reflexos;
Câncer: ajuda a prevenir o câncer de mama;
Cicatrizante: ações analgésica e anti-inflamatória, age na recuperação dos tecidos;
Emagrecimento: por ser rico em fibras, promove sensação de saciedade;
Celíacos: podem consumir a quinua, pois não possui glúten;
Pele: combate a psoríase por possuir ômegas 3 e 6;
Fadiga e depressão: rica em triptofano, ajuda a modular a disposição e o bem-estar.

A quinua é rica em vitaminas B1, B2, B3, D e E, minerais, ferro, fósforo, cálcio, magnésio, potássio e manganês. Ainda tem a presença dos aminoácidos triptofano, metionina e lisina, típicos de alimentos de origem animal, como carne e ovos. Mas não substitui esses alimentos porque não contém vitamina B12, essencial para o sistema nervoso.

Batata-doce

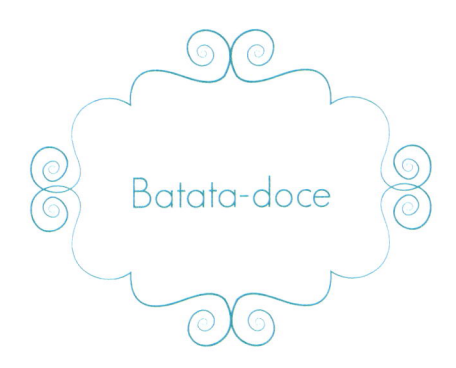

A batata-doce é uma planta tropical de origem americana, sendo, portanto, bem adaptada às nossas condições climáticas. É encontrada desde a península de Yucatán, no México, até a Colômbia.

Seu consumo não é de hoje. Há escritos arqueológicos que demonstram que os Maias já utilizavam a batata-doce. Existem evidências de que ela já era utilizada há mais de dez mil anos!

São inúmeros os benefícios para a saúde de quem a consome e podemos chamá-la, seguramente, de a "rainha dos carboidratos"!

Seus benefícios são:

Cardiovascular: regula a pressão arterial e previne a arteriosclerose; reduz o nível do colesterol LDL e de triglicerídeos no sangue;

Osteoporose: atua na manutenção dos ossos;

Intestino: suas fibras ajudam a regular o trânsito intestinal;

Diabetes: regula o nível de açúcar no sangue por ser um carboidrato de baixo índice glicêmico;

Anemia: ajuda a combater a anemia por conter ferro;

Imunidade: fortalece o organismo pela presença de vitaminas e minerais;

Câncer: por conter vitamina A, ajuda a combater o câncer;

Emagrecimento: como é rica em fibras, aumenta a sensação de saciedade;

Pele, olhos, cabelo e boca: contém riboflavinas, importantes para a saúde;

Músculo: auxilia no ganho de massa muscular e evita câibras;

Pulmão: melhora o sistema respiratório;

Fadiga: rica em fósforo, melhora a disposição corporal.

A batata-doce é rica em vitaminas A, B1, B2, C, E, K, minerais, ferro, potássio, fósforo, cálcio, flavonoides, betacaroteno, ácido pantotênico, piridoxina, riboflavina, niacina e tiamina.

Batata Yacon

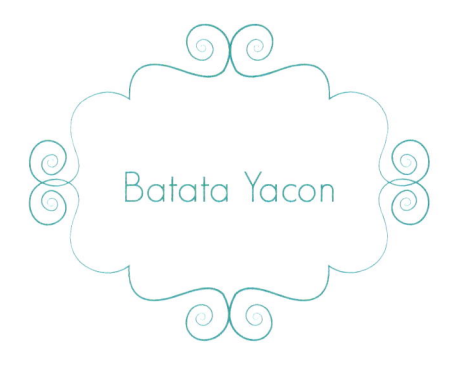

É uma raiz, não um tubérculo, parecida com a batata-doce, e deve ser consumida crua, como fruta ou farinha. Pode ser adicionada em saladas, no preparo de bolos e sucos.

Seus benefícios são:

Intestino: regula o funcionamento do intestino;
Diabetes: diminui a quantidade de açúcar no sangue;
Câncer: ajuda na prevenção do câncer;
Cardiovascular: melhora a elasticidade dos vasos sanguíneos, controlando a pressão arterial; diminui a quantidade de açúcar no sangue;
Imunidade: inibe a proliferação de micro-organismos patógenos;
Musculoesquelético: diminui cãibras, síndrome do túnel do carpo, artrite, dores musculares e fadiga;
Antienvelhecimento: previne o envelhecimento;
Emagrecimento: rico em fibras, portanto, promove a sensação de saciedade.

A batata yacon é rica em antioxidantes, inulina e probióticos. Também contém lipídeos e proteínas em baixa quantidade e minerais, cálcio e potássio em maior quantidade.

Alcachofra

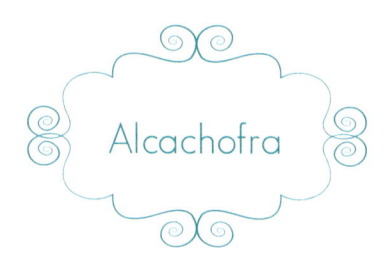

Pode-se consumir suas folhas, caule e raízes, sendo mais comum o consumo da flor, preferencialmente com as pétalas fechadas; quando abertas, endurecem. Pode ser usada crua, cozida ou assada, chá ou em comprimidos industrializados.

Seus benefícios são:

Sangue: combate a anemia e auxilia no tratamento da hemofilia;
Diabetes: diminui o nível de açúcar no sangue;
Intestino: diminui a formação de gases, tem efeito laxante e ajuda no tratamento das hemorroidas;
Fígado: tem ação protetora e regeneradora das células hepáticas e auxilia na metabolização das gorduras;
Estômago: auxilia na digestão;
Antienvelhecimento: sua ação antioxidante previne o envelhecimento;
Cardiovascular: diminui a pressão arterial, previne a arteriosclerose e doenças do coração; diminui o nível de colesterol LDL e de triglicerídeos no sangue;
Pulmão: trata tosse, bronquite, asma e pneumonia;
Febre: ação antitérmica;
Musculoesquelético: auxilia no tratamento de gota e reumatismo;
Vias urinárias: ação diurética e auxílio no combate ao cálculo renal;
Emagrecimento: promove sensação de saciedade;
Pele: combate psoríase, urticárias, eczemas e outros problemas;
Câncer: seu uso induz à morte de células cancerígenas;
Imunidade: fortalece o organismo contra doenças.

A alcachofra é muito nutritiva, pois contém grande quantidade de vitaminas A, B, B5 e C, além de fósforo, ferro, iodo, enxofre, potássio, manganês, zinco e cobre. Apresenta, ainda, vários aminoácidos essenciais, ácidos graxos, entre outros.

Tomate

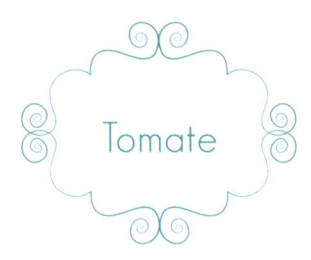

Os tomates contêm todos os quatro principais carotenoides: alfa e betacaroteno, luteína e licopeno. Esses carotenoides podem ter benefícios individuais, mas também têm sinergia como um grupo (isto é, interagem para proporcionar os benefícios de saúde). Uma característica ímpar é que o tomate contém quantidades impressionantes de licopeno, o qual possui a maior atividade antioxidante de todos os carotenoides.

Uma dieta rica em produtos à base de tomate pode ajudar a reduzir o risco de câncer de pâncreas, segundo um estudo da Universidade de Montreal. Os estudiosos descobriram que o licopeno, foi associado a uma redução de 31% no risco de câncer pancreático entre os homens que consumiram o carotenoide.

Quando os tomates são consumidos juntamente com gorduras saudáveis, como o abacate ou o azeite de oliva, a absorção dos fitoquímicos pode aumentar em 2 a 15 vezes!!! Consuma-o por inteiro! As cascas podem contribuir com uma concentração elevada dos carotenoides presentes no tomate.

Seus benefícios são:

Câncer: ajuda na prevenção e na redução de incidência do câncer;
Antienvelhecimento: retarda o envelhecimento;
Diabetes: ajuda a regular o nível de açúcar no sangue;
Cérebro: ajuda nas atividades cerebrais;
Cardiovascular: melhora a circulação sanguínea e controla a pressão arterial; diminui o nível do LDL e de triglicerídeos no sangue;
Cabelo: combate caspa e queda de cabelo;
Imunidade: ação antibacteriana, combate infecções no organismo;
Rins: ajuda a dissolver cálculos renais;

Ossos: mantém a saúde dos ossos;
Visão: evita a degeneração macular.

O tomate é um poderoso antioxidante e anticancerígeno e é rico em licopeno e contém vitaminas A, B, B6, B13, C, E e K e minerais, como ácido fólico, manganês, cromo, potássio e cálcio, além de niacina, riboflavinas e ácido fólico.

Maçã

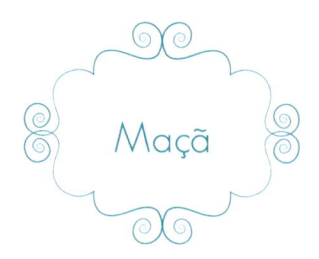

É uma fruta suculenta, podendo ser encontrada em variedades que vão das vermelhas às verdes. Os sabores são diferenciados de acordo com o tipo, mas as propriedades terapêuticas se mantêm.

As maçãs são as mais ricas fontes de ácido málico. A característica mais significativa do ácido málico é o seu efeito sobre o metabolismo e a produção de energia. Pode ser utilizado no tratamento de pessoas com síndrome de fadiga crônica e fibromialgia, que sofrem com sintomas de baixa energia e dor nas articulações e nos músculos.

Estão presentes na maçã substâncias antioxidantes — flavonoides e polifenóis —, que são capazes de preservar as células dos danos provocados pela ação dos radicais livres; com isso, retardam o envelhecimento e protegem o organismo de várias doenças, dentre as quais o câncer.

Seus benefícios são:

Diabetes: diminuição do açúcar no sangue;

Obesidade: as fibras ajudam a diminuir o apetite e promovem saciedade, que reduz a vontade de comer, principalmente doces;

Anti-inflamatório: inibe substâncias inflamatórias;

Cardiovascular: ajuda a combater doenças cardiovasculares; promove a diminuição do colesterol "ruim" e o aumento do "bom" (HDL), protegendo contra infartos e derrames;

Estômago: seu poder cicatrizante ajuda no combate à azia, gastrite e úlcera;

Cérebro: protege as células cerebrais contra danos que podem desencadear as doenças de Alzheimer e de Parkinson; reduz o risco de AVC;

Antienvelhecimento: possui propriedades adstringentes, antioxidantes e anti-inflamatórias;

Melhora o ritmo intestinal: por conter fibras, promove maior conforto, melhora a digestão e a absorção de nutrientes;

Ossos: existe um flavonoide só encontrado nas maçãs, conhecido como florizina, que, aliado ao boro, aumentam a densidade óssea;

Respiração: melhora a capacidade respiratória;

Câncer: devido à presença de algumas substâncias, previne o câncer de colón, próstata, mama, pulmão e cancro no fígado.

A maçã oferece, ainda, vitaminas A, B1, B2, B3, C, riboflavina, niacina, tianina, cálcio, potássio, ferro, enxofre, magnésio, fósforo e pectina.

Noz-moscada

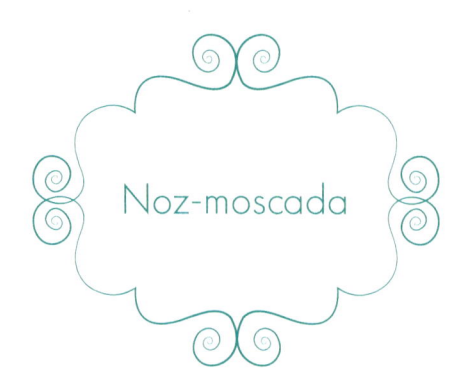

É a semente do fruto da moscadeira, especiaria conhecida por suas propriedades curativas, afrodisíacas e aromáticas, e pode ser usada como tempero em receitas doces e salgadas. Deve ser moída na hora do preparo para que suas propriedades sejam mantidas. É um condimento considerado tóxico se usado de forma inteira ou acima de 5 gramas diárias.

Seus benefícios são:

Anti-inflamatória: diminui espinhas inflamadas, gota e artrite;

Respiração: facilita a respiração, reduz a tosse e a asma;

Dores: alivia dores reumáticas, musculares, articulares e de cabeça;

Dentes: diminui dor de dente, inflação das gengivas e mau hálito;

Cérebro: estimulante cerebral que minimiza fadiga e o estresse e melhora a concentração, além de amenizar a ansiedade e a depressão;

Gastrointestinal: reduz flatulências, aftas, soluços, cólicas intestinais e estomacais;

Insônia: promove o sono;

Diabetes: diminui o nível de glicose no sangue;

Cardiovascular: aumenta a circulação, estimulando o sistema cardiovascular, e previne doenças;

Rins: previne e dissolve cálculos renais;

Fígado: promove uma faxina, pois elimina as toxinas do fígado;

Diurética: estimula a eliminação de urina.

A noz-moscada contém minerais, como manganês, ferro, zinco, cálcio, magnésio e potássio. Ainda contém eugenol, miristicina, trimiristina, elemicina e safrol. Rica em vitaminas A, B e C, ácido fólico, riboflavonas, flavonoides, betacaroteno, criptoxantina e niacina. Seus princípios ativos têm muitas aplicações terapêuticas: antibacteriana, antifúngica, digestiva, afrodisíaca e carminativa.

Limão

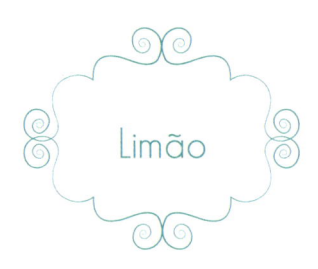

Os primeiros benefícios medicinais do limão foram observados há vários anos, a bordo dos navios dos exploradores. O limão era utilizado para ajudar a tratar o escorbuto, uma doença então comum entre os marinheiros. Em 1747, James Lind descobriu que limões e laranjas foram extremamente eficazes no tratamento da doença, a qual sabemos ter sido causada por deficiência de vitamina C, decorrente de muitos meses no mar sem quaisquer produtos frescos.

O limão é um fruto considerado dos mais ricos em poder curativo. Com mais de 100 variedades no mundo, todas são ricas em vitaminas. No Brasil, temos quatro tipos.

Seus benefícios são:

Anti-inflamatório: aumenta a eliminação de ácido úrico, ureia e ácido fosfórico;
Dores: diminui dores reumáticas, musculares e articulares;
Trato nasofaríngeo: diminui afecções, como laringite, gengivite, sinusite e rinite;
Sistema nervoso: fortalece e equilibra; previne a doença de Parkinson;
Gastrointestinal: promove uma limpeza intestinal, reduz a inflamação das mucosas, diminui flatulências, desconfortos abdominais e ulcerações no estômago;
Visão: fortalecedor da visão, evitando transtornos oculares;
Pulmão: previne infecções pulmonares, enfisema, constipação, gripe, tuberculose pulmonar e óssea, asma e bronquite crônica;
Cardiovascular: aumenta a circulação e estimula o sistema cardiovascular, além de prevenir doenças arterioscleróticas e diminuir a pressão arterial;
Rins: previne e dissolve cálculos renais;
Fígado: tonifica o pâncreas, o fígado e a vesícula, promovendo a eliminação de cálculos;

Diurética: estimula a eliminação de urina;
Diabetes: reduz o excesso de açúcar no sangue;
Alergias: diminui os sintomas alérgicos;
Feridas: ajuda na cicatrização tanto interna quanto externa;
Anemia: ajuda a regular o nível de ferro no sangue.

O limão contém minerais, como ferro, flúor, iodo, cálcio, magnésio, fósforo, silício, cobre, potássio, sódio, fibras e água, além de alto teor de vitaminas do complexo B (B1, B2, B3, B5, B6, vitamina C e vitamina A, principalmente na casca). Ainda tem os ácidos cítricos, málico, acético, fórmico, citratos de sódio e de potássio.

Aspargo

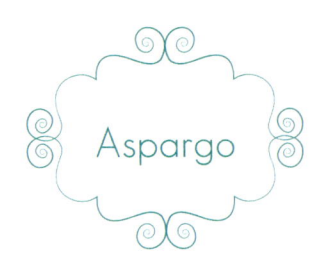

O aspargo é um excelente alimento funcional que agrada tanto pelo paladar quanto por suas inúmeras qualidades nutricionais. Boa fonte de fibras, ácido fólico, vitaminas A, C, E e K, bem como cromo, um mineral que aumenta a capacidade da insulina de transportar a glicose da corrente sanguínea para as células.

Possui glutationa, um poderoso antioxidante que atua na desintoxicação das células e dos tecidos, neutralizando xenobióticos e radicais livres, particularmente radicais livres derivados do oxigênio. O estímulo à síntese de glutationa é acompanhado do estímulo ao sistema imunológico, resultando na proteção do organismo contra várias patologias.

É um legume muito delicado e há vários tipos existentes (verde, branco e rosado). São utilizados os brotos em vários tipos de receitas. Sempre dê preferência aos mais frescos para manter suas propriedades. Conservas devem ser evitadas, porque contêm muito sódio.

Seus benefícios são:

Emagrecimento: rico em fibras e baixo valor calórico;
Gastrointestinal: auxilia na digestão, evita regurgitação, trata úlceras gástricas e, por ser rico em fibras, favorece o trânsito intestinal;
Câncer: é um rico antioxidante que protege contra o câncer de bexiga, mama, cólon, pulmão, próstata, ovário e outros tipos;
Diurético: promove a eliminação do excesso de líquido corporal;
Sono: promove o sono por conter propriedades sedativas;
Cardiovascular: por ser fonte de vitamina K e folato, previne arteriosclerose, outras doenças do coração e AVC;
Ossos, dente, cabelo e unha: por ser rico em vitamina A, fortalece ossos, cabelo, unha e dentes;

Doenças congênitas: por conter folato, importante na divisão celular, evitando doenças congênitas, como a espinha bífida;
Fertilidade: aumenta a fertilidade em ambos os sexos;
Cérebro: fortalece a mente.

O aspargo contém grande quantidade de vitaminas A, C, B1, B2, B6 e E. Minerais, como cálcio, cobre, iodo, enxofre, manganês, zinco, ferro, magnésio, fósforo, potássio e outros componentes, como asparagina, purina e ácidos aspártico, glutâmico, linoleico, triptofano, entre outros.

Inhame

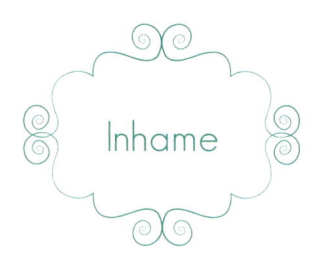

É um tubérculo parente do cará e da batata-doce. Há uma grande variedade de inhame, que pode ser ingerido de várias formas: líquida, salada, farinha, crua, cozida ou assada.

O inhame é cultivado desde 50000 a.C. na África e na Ásia. Hoje, é consumido no mundo todo e conquistou o paladar de muitas pessoas.

Seus benefícios são:

Intestino: rico em fibras, favorece o trânsito intestinal e tem propriedades antiespasmódicas;
Anti-inflamatório: trata cólicas, espasmos musculares e neutraliza a ação de malária, dengue e febre amarela, reumatismo, artrite e inflamações em geral;
Fertilidade: possui fitoestrógenos, considerados hormônios naturais;
Emagrecimento: promove sensação de saciedade;
Cardiovascular: diminui a pressão cardíaca e reduz o risco de doenças cardíacas, além de diminuir os níveis do mau colesterol (LDL) no sangue;
Depurativo: elimina impurezas do sangue por meio da pele, do intestino e dos rins;
Imunidade: fortalece o sistema linfático;
Menopausa: alternativa natural para reposição hormonal;
Diabetes: controla o nível de açúcar no sangue;
Câncer: por ser um potente antioxidante, protege contra vários tipos de câncer;
Olhos: evita a degeneração macular;
Cérebro: regula a atividade muscular e do sistema nervoso.

O inhame é rico em vitaminas A, C e do complexo B e minerais, como ferro, fósforo, cálcio e magnésio. Contém, também, o fito-hormônio Diosgenina.

Gengibre

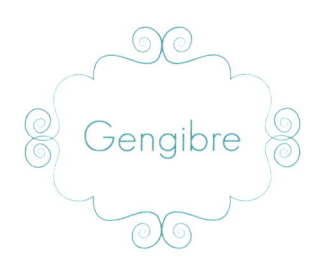

O gengibre é um ingrediente corriqueiro nas culinárias asiática e indiana. No entanto, tem sido utilizado, durante séculos, por muitas culturas devido às suas propriedades medicinais. O gengibre atua no alívio de problemas digestivos, como náusea, perda de apetite, enjoo e dor. A raiz ou caule subterrâneo (rizoma) do gengibre pode ser consumida fresca, em pó, seca como uma especiaria, em forma de óleo ou suco. O gengibre é parte da família Zingiberaceae, assim como o cardamomo e o açafrão.

Seus benefícios são:

Anti-inflamatório e antibiótico: alivia dores de garganta, articulares e musculares, além de dores ciática e de cabeça;
Estimulante: estimula a mente e o corpo sem causar sonolência;
Digestivo: melhora a digestão, reduz flatulências, dor no estômago, enjoos e mal-estar;
Sangue: melhora a circulação sanguínea, reduzindo a agregação plaquetária;
Antiviral: previne gripes, resfriados, bronquite e asma;
Termogênico: acelera o metabolismo e a queima de gordura;
Imunidade: fortalece o sistema imunológico;
Antienvelhecimento: devido às suas propriedades antioxidantes;
Expectorante: promove um "aquecimento" dos pulmões, retirando sua umidade.

O gengibre contém vitamina B6 e grande quantidade de cálcio, ferro, potássio, magnésio e cobre, além de outros componentes, como paradol, gingerol, cafeno, felandreno, zingibereno e zingerona.

Pepino

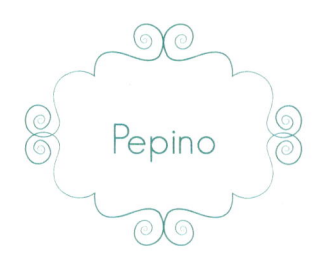

O pepino é um membro da família Cucurbitaceae botânico. Também fazem parte dessa família o melão e a melancia. Composto por 95% de água, o pepino é naturalmente pobre em calorias, gordura, colesterol e sódio, ao mesmo tempo em que possui alto teor de água, o que ajuda na hidratação.

Existem mais de 700 espécies. As mais comuns são aodai, japonês e caipira. Rico em água, é muito refrescante e pode ser consumido de várias formas, geralmente cru em saladas ou sucos.

Seus benefícios são:

Câncer: ajuda a restringir as células cancerígenas;

Pele: promove a elasticidade da pele e auxilia no rejuvenescimento;

Cardiovascular: diminui a pressão arterial e reduz o nível do mau colesterol (LDL) no sangue;

Diabetes: auxilia na produção de insulina no sangue, regulando o nível de açúcar;

Digestivo: rico em fibras, auxiliando na digestão;

Analgésico: melhora dor de cabeça, dor de garganta e dores articulares;

Diurético: reduz a quantidade de toxinas no corpo;

Unhas e cabelo: ajuda no crescimento das unhas e cabelo e combate a caspa;

Fortificante: fortalece fígado, rins, promovendo dissolução de cálculos renais;

Refrescante: alivia queimaduras solares;

Calmante: ação sedativa;

Imunidade: aumenta a imunidade;

Olhos: promove a saúde dos olhos.

Um copo de pepino fornece 11% de vitamina K, 4% de vitamina C, de magnésio, de potássio e de manganês e 2% de vitamina A, tiamina, riboflavina, B6, ácido fólico, ácido pantotênico, cálcio, ferro, fósforo, zinco e cobre das quantidades de que você precisa por dia. Além disso, é rico em cálcio, flúor, potássio, magnésio, sílica, fósforo, folato, cucurbitacinas, lignanas nomeadamente lariciresinol, pinoresinol e secoisolariciresino. Também possui fibras e antioxidantes, como carotenoides, betacaroteno, alfacaroteno, luteína e zeaxantina.

Romã

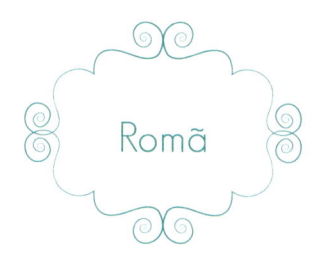

A romã foi apreciada por milhares de anos e é um símbolo de esperança e de abundância em muitas culturas. Foi encontrada em túmulos egípcios. Era ingerida por soldados babilônicos antes de batalhas e usadas em cerimônias de casamento persas para simbolizar um futuro feliz.

Um composto encontrado apenas na romã chamado punicalagina é capaz de beneficiar o coração e os vasos sanguíneos e é o principal antioxidante presente na romã, que promove vários benefícios à saúde. Não só reduz o colesterol, como reduz a pressão arterial e a aterosclerose.

Seus benefícios são:

Antioxidante: neutraliza os radicais livres;

Antienvelhecimento: melhora a pele, trata rugas e acne;

Cardiovascular: auxilia na redução da pressão arterial, prevenindo doenças do coração, e reduz o nível do mau colesterol (LDL);

Circulação: promove o aumento da circulação sanguínea nos órgãos genitais do homem;

Antimicrobiano e antibiótico: auxilia contra irritações nos olhos e na garganta;

Câncer: ajuda no combate ao câncer, diminuindo as células cancerígenas e a metástase;

Depurativo: elimina toxinas do fígado;

Anti-inflamatório: combate a inflamação das células, melhorando o aspecto da celulite;

Depressão: melhora a memória, o humor e alivia o estresse;

Antifúngica: regula a flora intestinal e reduz a candidíase;

Menopausa: alivia os sintomas;

Osteoporose: fortalece os ossos.

A romã é rica em vitaminas A, B2, B6, C, E e em minerais, como sódio, cálcio, magnésio, ferro, fósforo, ácidos gálico, elágico, pantatênico, catequinas, betasitosterol e antocianinas.

Ovo

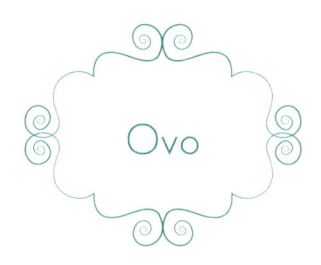

O ovo é um alimento completo e funcional! É rico em proteínas de alto valor biológico e só perde para o leite materno! Fornece inúmeros nutrientes, como folato, riboflavina, selênio, colina e vitaminas A, D, E, K e B12, além de sais minerais (ferro, fósforo, cálcio, magnésio, sódio, potássio, cloro, iodo, manganês, enxofre, cobre e zinco) e lipídeos. Tornam biodisponíveis nutrientes importantes como luteína e zeaxantina, associados à prevenção da degeneração macular (uma das principais causas de cegueira), além de ser fonte de gorduras saturadas e de colesterol.

Vale lembrar que lípideos, minerais e vitaminas estão presentes quase que totalmente na gema, sendo a clara constituída especialmente por proteínas.

O consumo de ovo pode estar relacionado a um maior tempo de saciedade e à diminuição da ansiedade, o que contribui para o controle do peso.

Seus benefícios são:

Olhos: previne a degeneração macular e a catarata;
Cardiovascular: ajuda a prevenir coágulos sanguíneos, ataques cardíacos e AVC; auxilia na diminuição do nível do mau colesterol (LDL) e no aumento do bom colesterol (HDL);;
Cérebro: regula o sistema nervoso, melhora a concentração e a memória, prevenindo a doença de Alzheimer;
Câncer: evita o surgimento do câncer de mama;
Cabelo e unhas: promove o crescimento e a beleza dos cabelos e unhas;
Emagrecimento: sua digestão é mais lenta, o que causa mais saciedade;
Antioxidante: protege contra os radicais livres;
Ossos: fortalece os ossos;

Depressão: promove a melhora do humor e sensação de bem-estar;
Gestantes: reduz o risco de problemas com o fechamento do tubo neural do feto.

Apesar dessa rica variedade de nutrientes, o ovo é relacionado à causa de complicações cardiovasculares devido à quantidade de colesterol presente em sua gema (225 mg/unidade), por isso, seu consumo ainda é cercado de dúvidas.

De acordo com alguns estudos, a gema do ovo não é responsável pelo aumento de colesterol no sangue, pois o colesterol do ovo pode ser metabolizado de forma benigna pelo corpo.

O colesterol é um componente de produtos de origem animal de grande importância para o organismo, pois faz parte da estrutura das membranas celulares e participa da síntese de hormônios esteroides, do ácido biliar e da vitamina D. A maior parte do colesterol é produzida pelo fígado.

As doenças isquêmicas cardíacas não estão ligadas apenas aos hábitos alimentares, mas também a uma série de fatores, como o desgaste físico-psicológico, tabagismo, diabetes, obesidade, sedentarismo, histórico familiar e hipertensão arterial..diabetes, obesidade, sedentarismo, histórico familiar e hipertensão arterial.

Açaí

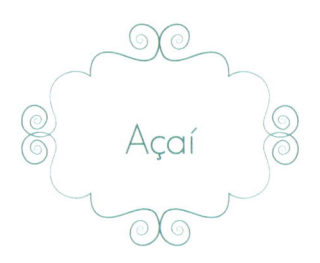

O açaí é uma fruta grapelike colhida de palmeiras de açaí, nativas das florestas tropicais da América do Sul. Pode ser considerado um superalimento, útil para uma variedade de problemas de saúde, incluindo artrite, perda de peso, colesterol elevado, disfunção erétil, aspecto da pele e desintoxicação. Ele contém antioxidantes, fibras e gorduras saudáveis para o coração. O açaí contém mais antioxidantes que outras frutas mais consumidas, como berries, amoras e morangos.

Seus benefícios são:

Antioxidante: combate os radicais livres, retardando o envelhecimento;
Câncer: combate células cancerígenas;
Imunidade: fortalece o sistema imunológico;
Cardiovascular: diminui o nível do mau colesterol (LDL) e aumenta o bom (HDL); ajuda na regulação da pressão arterial e evita a formação de coágulos;
Ossos e dentes: aumenta a concentração de cálcio, o que ajuda na formação dos ossos e dos dentes, prevenindo a osteoporose;
Músculos: evita espasmos dolorosos do músculo, cãibras, e atua como fortalecedor muscular;
Cérebro: aumenta a concentração e protege contra o Alzheimer;
Intestino: rico em fibras, melhora o funcionamento intestinal;
Circulação: melhora a circulação do sangue;
Sangue: evita a anemia.

O açaí é rico em vitaminas do complexo B, C, E, ferro, potássio, fósforo, cálcio e ômegas 6 e 9. É um excelente alimento funcional, porém pode tornar-se um inimigo da sua balança se você exagerar nos acompanhamentos.

O açaí na tigela é feito com a polpa da fruta gelada e pode conter outros ingredientes, como granola, frutas, mel, xarope de guaraná etc.

Compare: 100 g de polpa de açaí congelada pura podem fornecer 127 kcal; quando a polpa é batida com xarope de guaraná, pode ultrapassar 250 kcal.

Mas o que torna esse alimento ainda mais calórico são os outros ingredientes utilizados no açaí na tigela, por exemplo, 100 g de polpa, 1 banana nanica, 3 colheres de sopa de granola e 1 colher de sobremesa de mel. Tudo isso pode fornecer até 520 kcal!

Se você adora e não abre mão, prefira o açaí sem o xarope de guaraná e tome cuidado com o excesso dos ingredientes adicionados.

Praticando saúde

Sumário

Antepastos

Crackers de linhaça 80

Mix de castanhas ao alecrim 82

Geleia de pimenta vermelha 84

Conserva de corações de alcachofras 86

Entradas

Creme de brócolis com cubos de coco 90

Salada de quinoa, frutos secos, avelãs e cibouslettes 94

Salada crua de batata yacon, cenoura e beterraba com maionese de castanha-de-caju 96

Mesclun de folhas verdes com vinagrete de açaí 98

Pepino japonês agridoce
com palmito e caviar de sagu **100**

Parfait de avocado
com tilápia e tomates **102**

Quiche de alho assado
e ervas frescas do pomar **104**

Nhoque de batata-doce
ao pesto vegano **108**

Risoto "Dayse Caldeira" com aspargos
e flores de manjericão **110**

Lombos de cherne ao perfume de cúrcuma
e leite de coco **112**

Confit de bacalhau
e tomates-cereja **114**

Filé de frango caipira com purê de
inhame e couve crocante **116**

Bife de pernil de cordeiro
com homus tahine **118**

Pratos principais

Sobremesas

Panna cotta de amêndoas com calda de romã e hibiscos **122**

Mousse de chia com morangos, verbena e beijus de tapioca **124**

Iogurte de coco com frutas vermelhas e farofa de macadâmia **126**

Cheesecake de limão **128**

Suflê de chocolate e ovos caipiras **130**

Torta invertida de maçã, sorvete de banana e caramelo de coco **132**

Crème brûlée de gengibre **136**

Mousse de alfarroba **138**

Lanches

Bolo de frutos secos com calda de laranja, noz-moscada e especiarias **142**

Minibroas de milho e amaranto **144**

Infusão de canela, limão, hortelã e cardamomo **146**

Smoothie de mirtilo com suco verde **148**

Cookies de aveia e maca peruana **150**

Antepastos

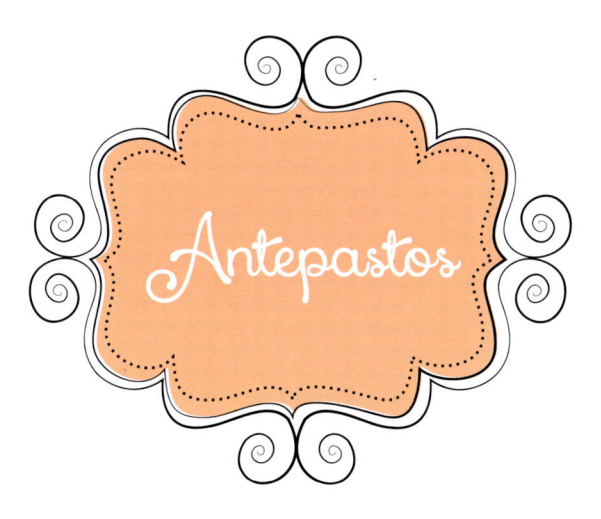

Crackers de linhaça

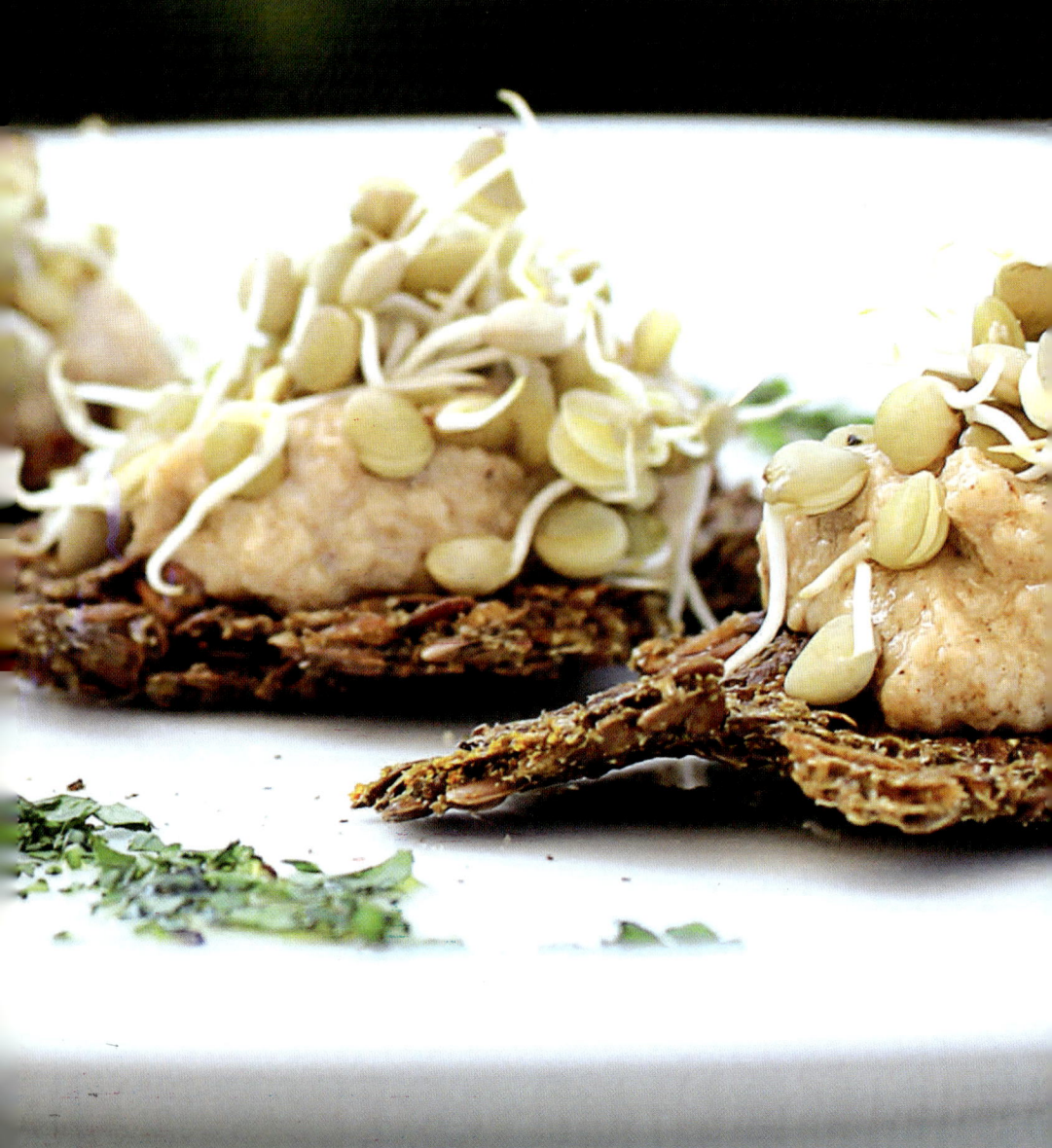

Ingredientes:

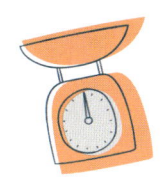

- 1/2 xícara de salsão grosseiramente picado
- 1/4 de maço de salsa fresca
- 1/4 de xícara de coentro em grãos
- 1 xícara de água filtrada
- 1 xícara de grãos de linhaça
- 1/2 xícara de farinha de linhaça
- 2 colheres de sopa de óleo de coco para untar
- Sal rosa do Himalaia

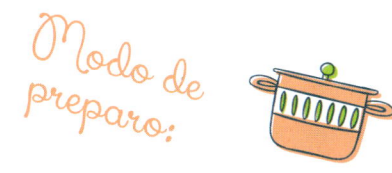

Modo de preparo:

- Preaqueça o forno a 150 graus.
- Bata todos os ingredientes no liquidificador ou no processador. Unte dois refratários com óleo de coco.
- Espalhe bem a massa nas formas untadas. Aperte com a ponta dos dedos até formar uma camada bem fina.
- Leve ao forno, por cerca de 20 minutos, até ficar crocante e ligeiramente dourada. Deixe esfriar, retire dos refratários e corte grosseiramente com as mãos em diferentes formatos.
- Sirva com pastas, patês ou queijos vegetais para substituir as torradas tradicionais.

Mix de castanhas ao alecrim

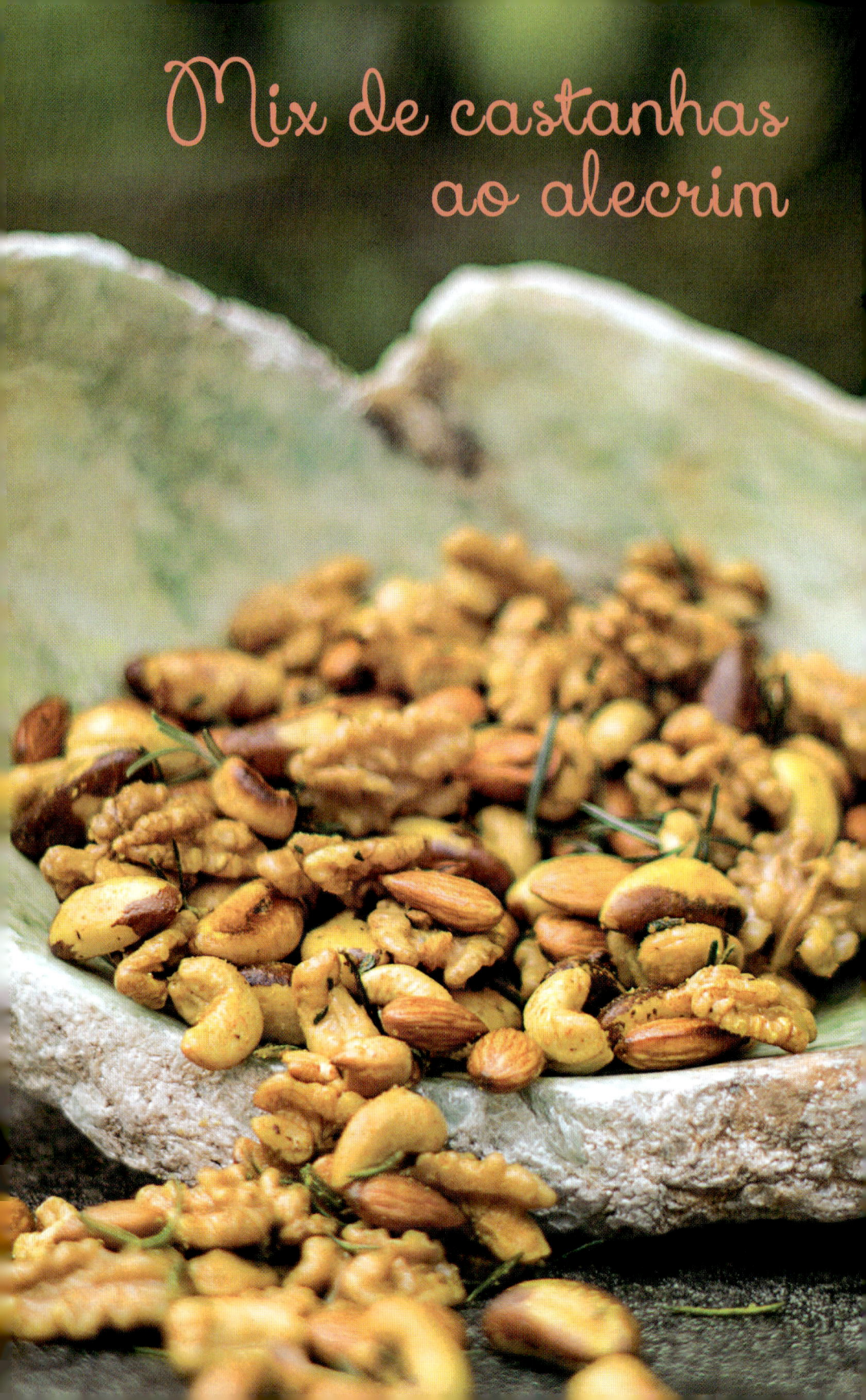

Ingredientes:

- 1 xícara de castanhas-de-caju
- 1 xícara de castanhas-do-pará
- 1 xícara de amêndoas
- 2 colheres de sopa de ghee ou de manteiga clarificada
- 1 dente de alho picado
- 1 colher de sopa rasa de cúrcuma orgânica em pó
- Sal rosa do Himalaia
- Pimenta-do-reino em grãos
- Folhas de alecrim a gosto

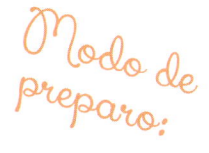

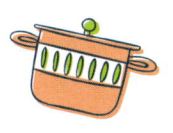

Modo de preparo:

- Leve uma panela ao fogo médio com o ghee até que derreta. Acrescente o alho picado, algumas folhas de alecrim e frite um pouco sem queimar.
- Neste ponto, adicione todas as castanhas e amêndoas e misture bem por cerca de 5 a 10 minutos.
- Retire do fogo, transfira para um recipiente largo, como assadeira ou refratário.
- Deixe esfriar completamente e acrescente a cúrcuma por todo o preparo. Tempere com sal e pimenta-do-reino em grãos moída na hora e sirva como antepasto ou aperitivo entre as principais refeições.

Observação: recomenda-se deixar as castanhas de molho em água filtrada por 12 horas antes de sua utilização em qualquer tipo de receita.

Geleia de pimenta vermelha

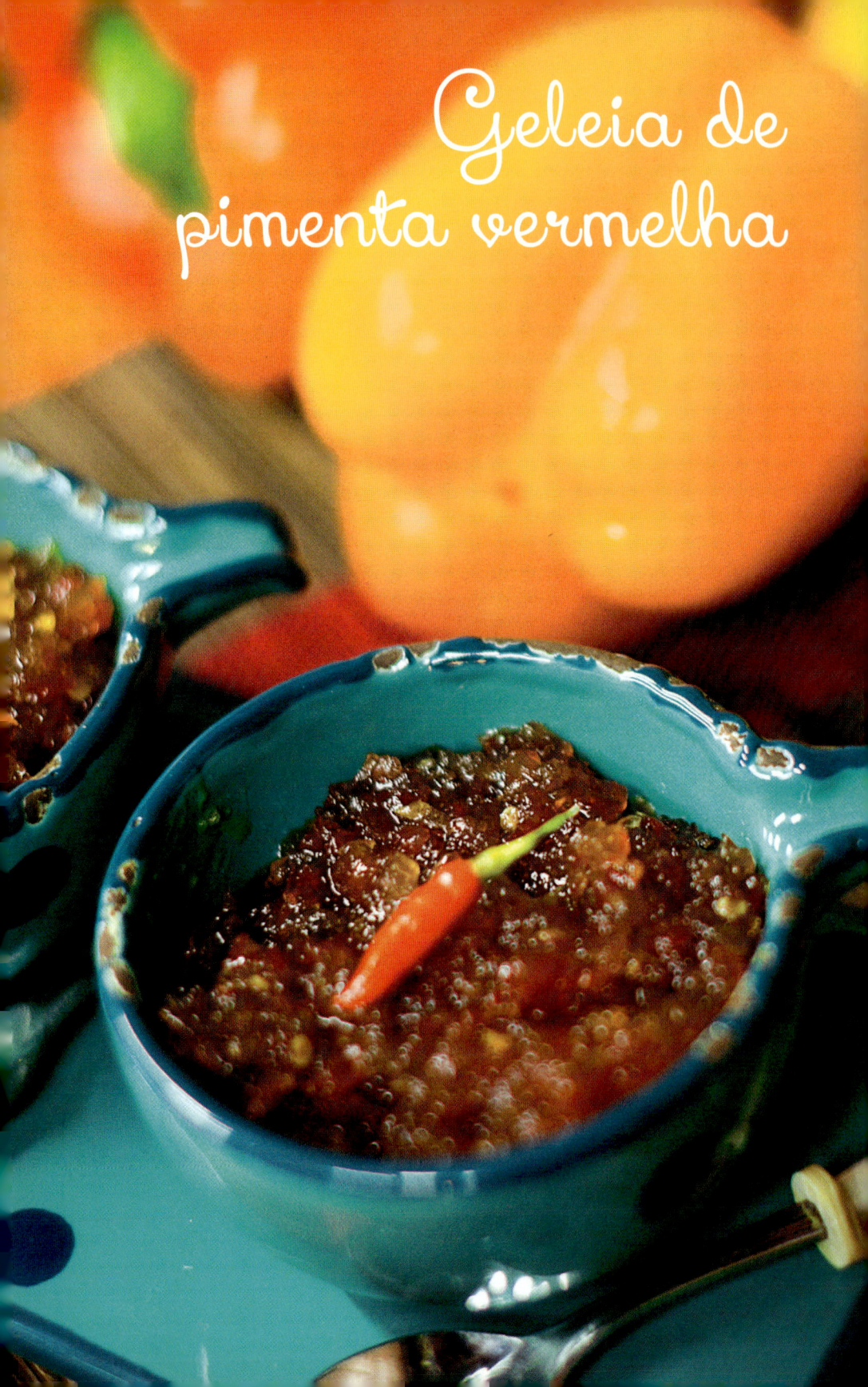

Ingredientes:

- 1 xícara de suco de limão
- 1 xícara de água
- 1 maçã orgânica
- 6 a 8 pimentas dedo-de-moça
- 1 colher rasa de chá de ágar-ágar em pó
- Adoçante do tipo stévia puro a gosto

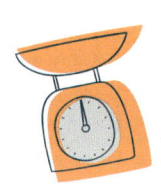

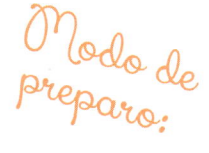

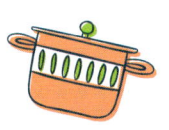

Modo de preparo:

- Descasque e rale a maçã. Corte as pimentas ao meio e retire as sementes e as partes brancas. Pique as pimentas em pedaços pequenos.
- Leve uma panela em fogo baixo com a água, o suco de limão, a maçã ralada, as pimentas picadas, o adoçante e o ágar-ágar.
- Deixe cozinhar por cerca de 15 minutos, mexendo sem parar. Não precisa deixar engrossar, pois a geleia só dará ponto depois de fria.
- Retire do fogo e deixe esfriar até endurecer. Depois de fria, amasse com um garfo e acrescente um pouco mais de água se preferir a geleia mais líquida.
- A geleia de pimenta vermelha pode ser servida com crackers e legumes e é um ótimo acompanhamento para carnes vermelhas e aves.

Conserva de corações de alcachofras

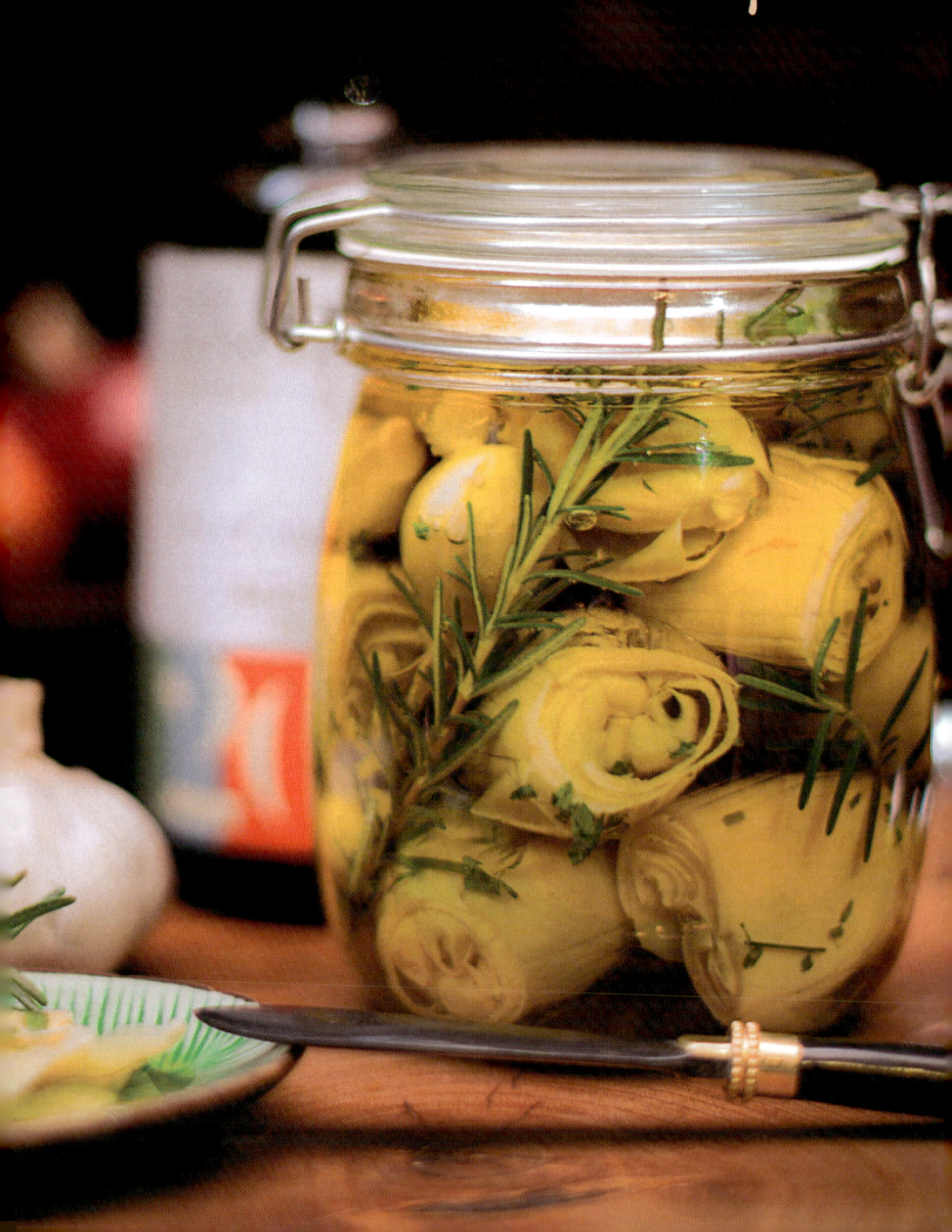

Ingredientes:

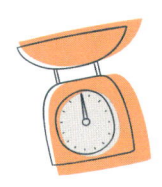

- 3 litros de água
- 1/2 xícara de suco de limão
- 2 colheres de sopa de sal rosa do Himalaia
- 2 xícaras de azeite extravirgem
- 4 dentes de alho
- 4 ramos de alecrim
- De 20 a 25 minialcachofras
- Pimenta-do-reino em grãos a gosto

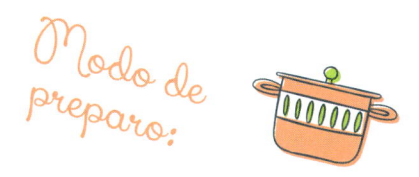

Modo de preparo:

- Leve ao fogo uma panela com 3 litros de água, o suco de limão e 2 colheres de sal do Himalaia.
- Com uma tesoura, corte os talos das alcachofras, apare a ponta das folhas e retire as folhas fibrosas.
- Coloque as alcachofras diretamente na panela de água fervente e cozinhe por cerca de 10 minutos.
- Transfira as alcachofras para um vidro estéril de 500 ml e cubra-as com a água fervente. Tampe o vidro e deixe esfriar de cabeça para baixo para facilitar a vedação do pote.
- Reserve as alcachofras no vidro e ao abrigo da luz durante 3 semanas.
- Após esse período, retire as alcachofras da salmoura, escorra bem e transfira-as para outro recipiente com azeite, dentes de alho, ramos de alecrim e os grãos de pimenta-do-reino.
- Sirva imediatamente, pura, como antepasto ou como acompanhamento para carnes, aves ou camarão.
- Como as alcachofras são extremamente sazonais, esta conserva permite seu consumo durante as outras estações do ano.

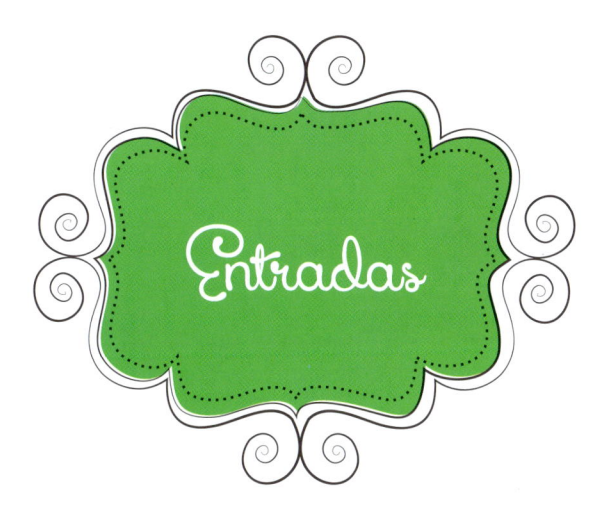

Entradas

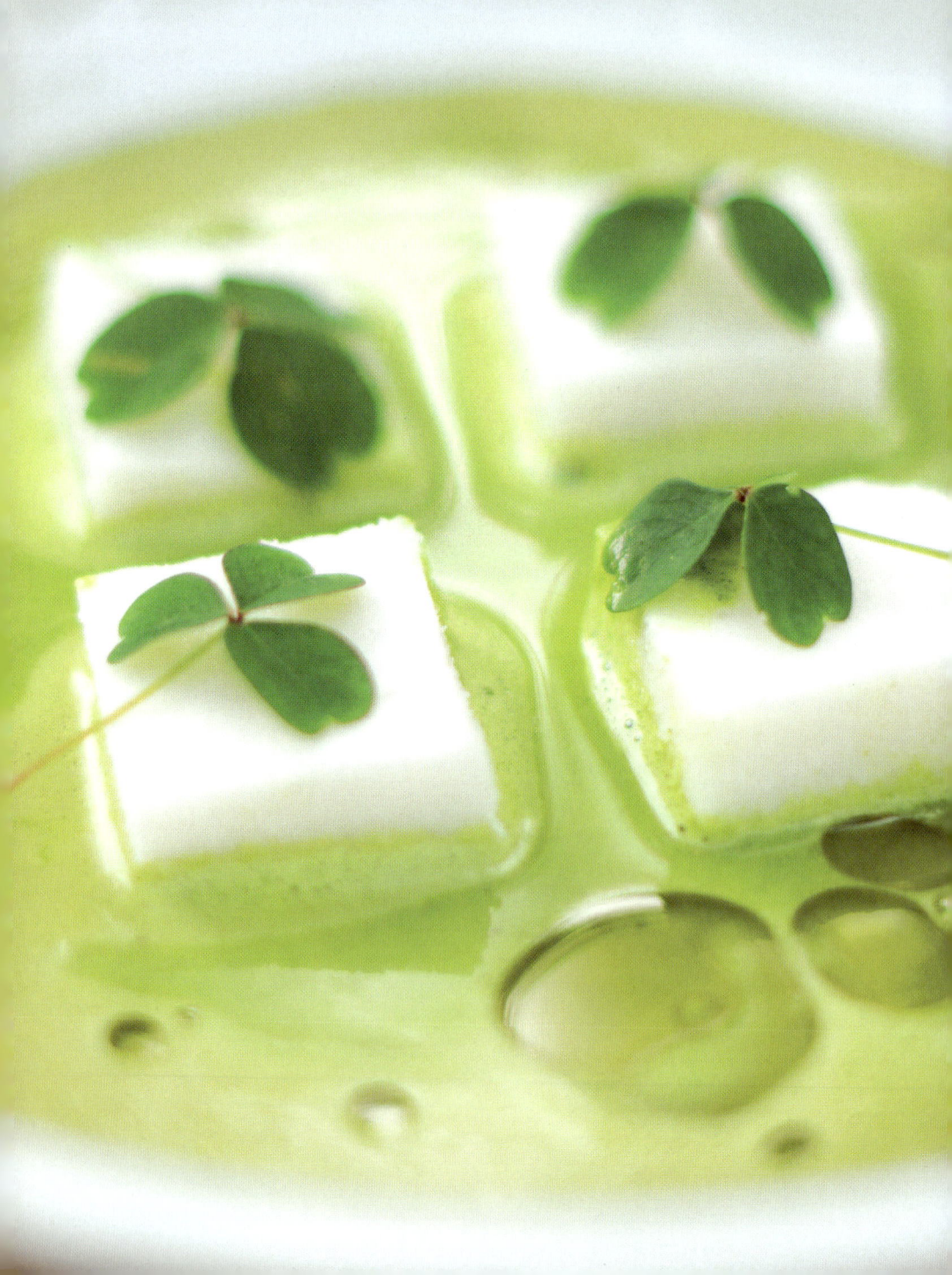

Creme de brócolis com cubos de coco

Ingredientes para o creme de brócolis:

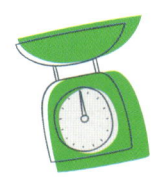

- 1 maço de brócolis fresco picado grosseiramente
- 700 ml de caldo de legumes caseiro*
- 1 colher de sopa bem cheia de amido de milho
- 1/4 de xícara de água
- 1 xícara de leite de coco natural
- Sal rosa do Himalaia
- Pimenta-do-reino em grãos moída na hora

*Caldo de legumes
Ingredientes e modo de preparo na página 93

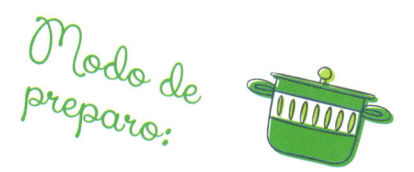

Modo de preparo:

- Cozinhe o maço de brócolis brócolis no caldo de legumes em fogo alto com a panela semitampada por 15 minutos ou até que os brócolis fiquem macios.
- Espere o caldo com brócolis amornar e bata-o no liquidificador. Volte o conteúdo à panela e adicione o amido de milho dissolvido na água, o leite de coco, o sal e a pimenta. Cozinhe em fogo alto, mexendo sempre, por mais 8 minutos ou até engrossar.
- Retire do fogo e sirva em seguida.

Ingredientes para os cubos de coco:

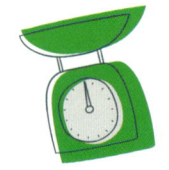

1 xícara de água
1 dente de alho bem pequeno
2 colheres de sopa de suco de limão
1 colher de sopa de azeite extravirgem
1 colher de chá rasa de ágar-ágar
1 colher de sobremesa de azeite
- Polpa de 1 coco
- Sal rosa do Himalaia
- Pimenta-do-reino em grãos moída na hora
- Folhas de azedinha para decorar

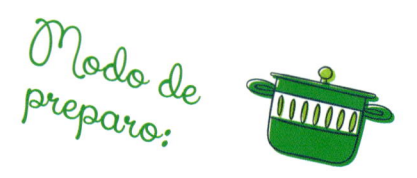

Modo de preparo:

- Bata todos os ingredientes no liquidificador.
- Transfira para uma panela pequena e leve ao fogo baixo, mexendo sempre até levantar fervura. Deixe cozinhar por mais 3 minutos e retire do fogo.
- Passe o conteúdo da panela para um recipiente e aguarde até que esfrie e endureça completamente para poder cortar os cubos.
- Sirva junto com o creme de brócolis bem quente e decore com as folhas de azedinha e um fio de azeite.

* Ingredientes para o caldo de legumes:

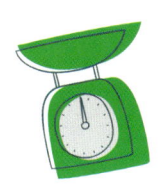

1 talo de alho-poró
1 talo de salsão
2 dentes de alho descascados
1 cebola grande sem casca cortada em quatro pedaços
1 cenoura grande sem casca picada
2 litros de água
- Ervas aromáticas: 2 galhinhos de tomilho, 3 galhos de salsinha, 1 folha de louro e 4 talos de cebolinha
- Grãos de pimenta

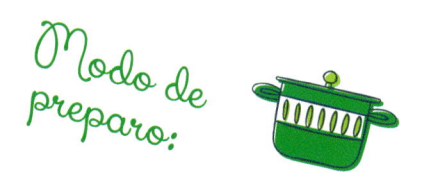

Modo de preparo:

- Coloque tudo numa panela funda, cubra com água e deixe cozinhar com a panela semiaberta, em fogo médio, por 1 hora.
- Depois de cozido, deixe esfriar um pouco para não se queimar e passe o caldo por uma peneira bem fina.
- Guarde o caldo na geladeira se não for utilizar logo ou congele para utilizar em outra oportunidade.
- Os legumes não precisam ser descartados, você pode batê-los no liquidificador e utilizá-los em sopas, molhos ou da forma que desejar.

Salada de quinoa, frutos secos, avelãs e ciboulettes

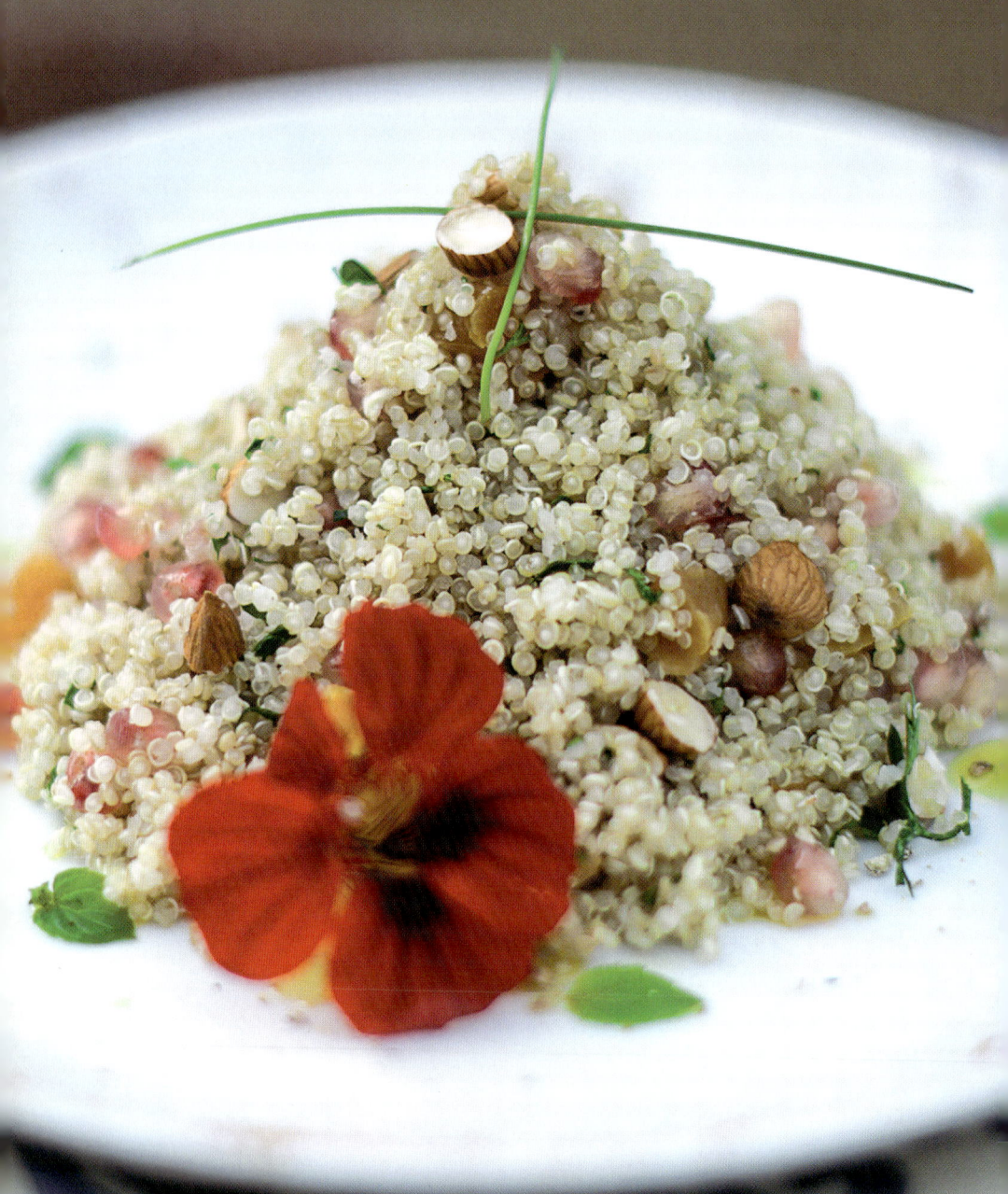

Ingredientes:

1 xícara de quinoa em grãos
2 colheres de avelãs picadas grosseiramente
6 a 8 damascos picados
2 colheres de passas brancas
4 colheres de cioulettes ou cebolinhas picadas (reserve algumas folhas inteiras para decorar)
1 colher de sopa de azeite extravirgem
- Sal rosa do Himalaia
- Pimenta-do-reino em grãos moída na hora
- Flor de capuchinha para decorar (opcional)

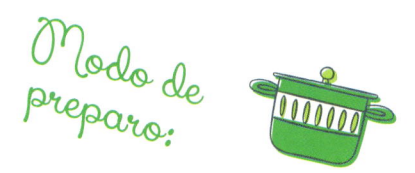

Modo de preparo:

- Em uma panela com bastante água, cozinhe a quinoa por 10 minutos em fogo médio.
- Escorra a água e reserve a quinoa até esfriar. Em um recipiente, misture a quinoa aos demais ingredientes, tempere com sal e pimenta-do-reino.
- Sirva em pratos individuais e decore com um fio de azeite, com as folhas de cioulettes ou com flores comestíveis.

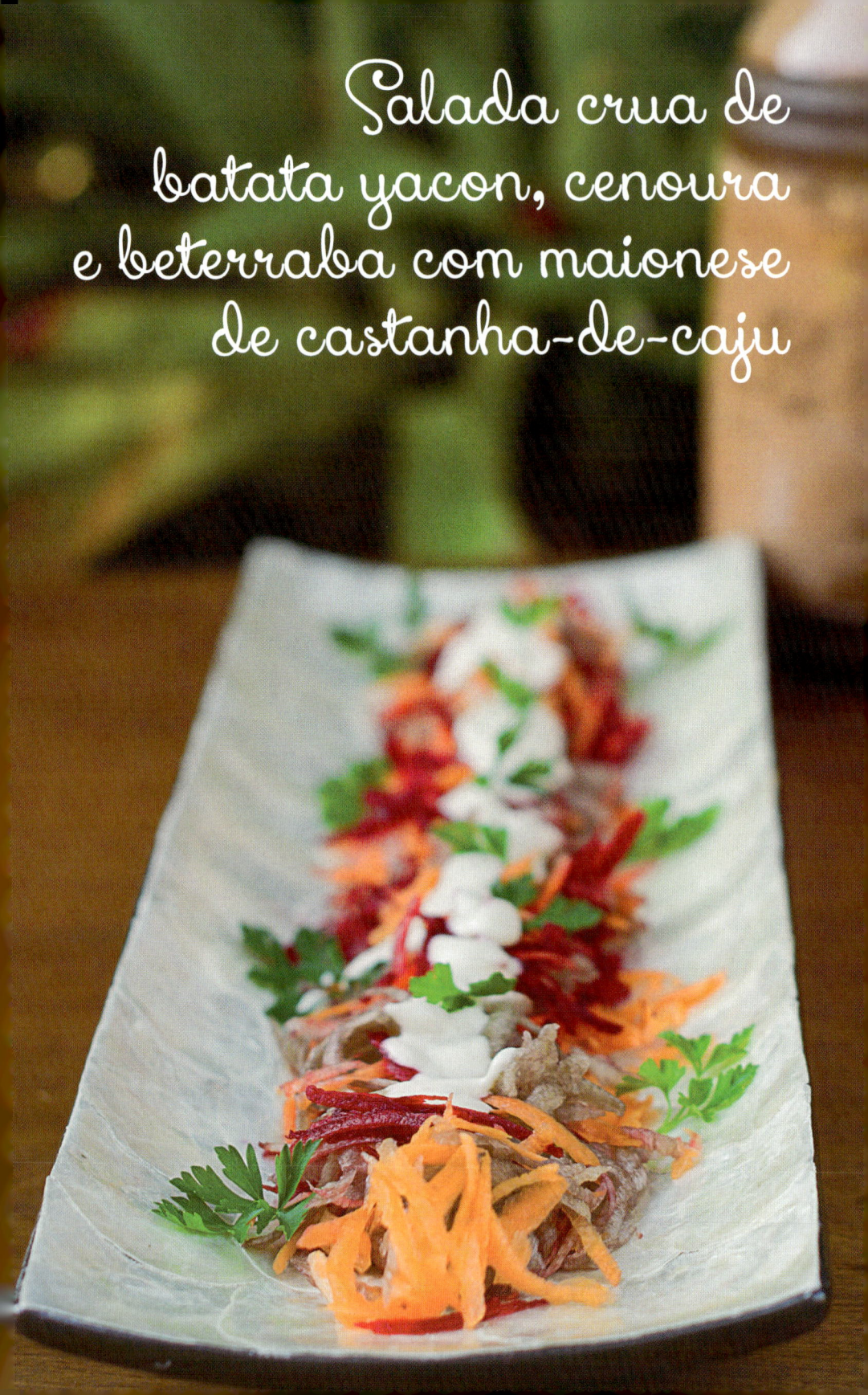

Salada crua de batata yacon, cenoura e beterraba com maionese de castanha-de-caju

Ingredientes:

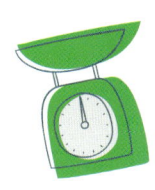

1 cenoura grande
1 beterraba média
1 batata yacon grande
1 xícara de castanhas-de-caju cruas
1 dente de alho pequeno
3 colheres de sopa de azeite extravirgem
60 ml de água ou quanto bastar
- Suco de 1 limão
- Sal rosa do Himalaia
- Pimenta-do-reino em grãos moída na hora
- Folhas de salsa para decorar

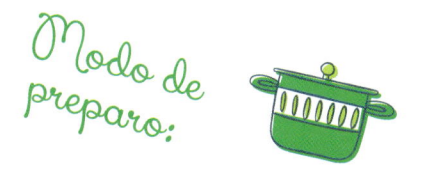

Modo de preparo:

- No liquidificador ou no processador, bata as castanhas com o alho, o suco de limão e o azeite. Adicione a água aos poucos, até que a mistura fique homogênea e bem cremosa.
- Tempere com sal e pimenta-do-reino.
- Rale a beterraba, a cenoura e, por último, a batata yacon, para que esta não escureça.
- Misture bem e disponha a salada em uma travessa.
- Cubra com a maionese de castanha-de-caju e decore com folhas de salsa.

Observação: recomenda-se deixar as castanhas de molho em água filtrada por 12 horas antes de sua utilização em qualquer tipo de receita.

Mesclun de folhas verdes com vinagrete de açaí

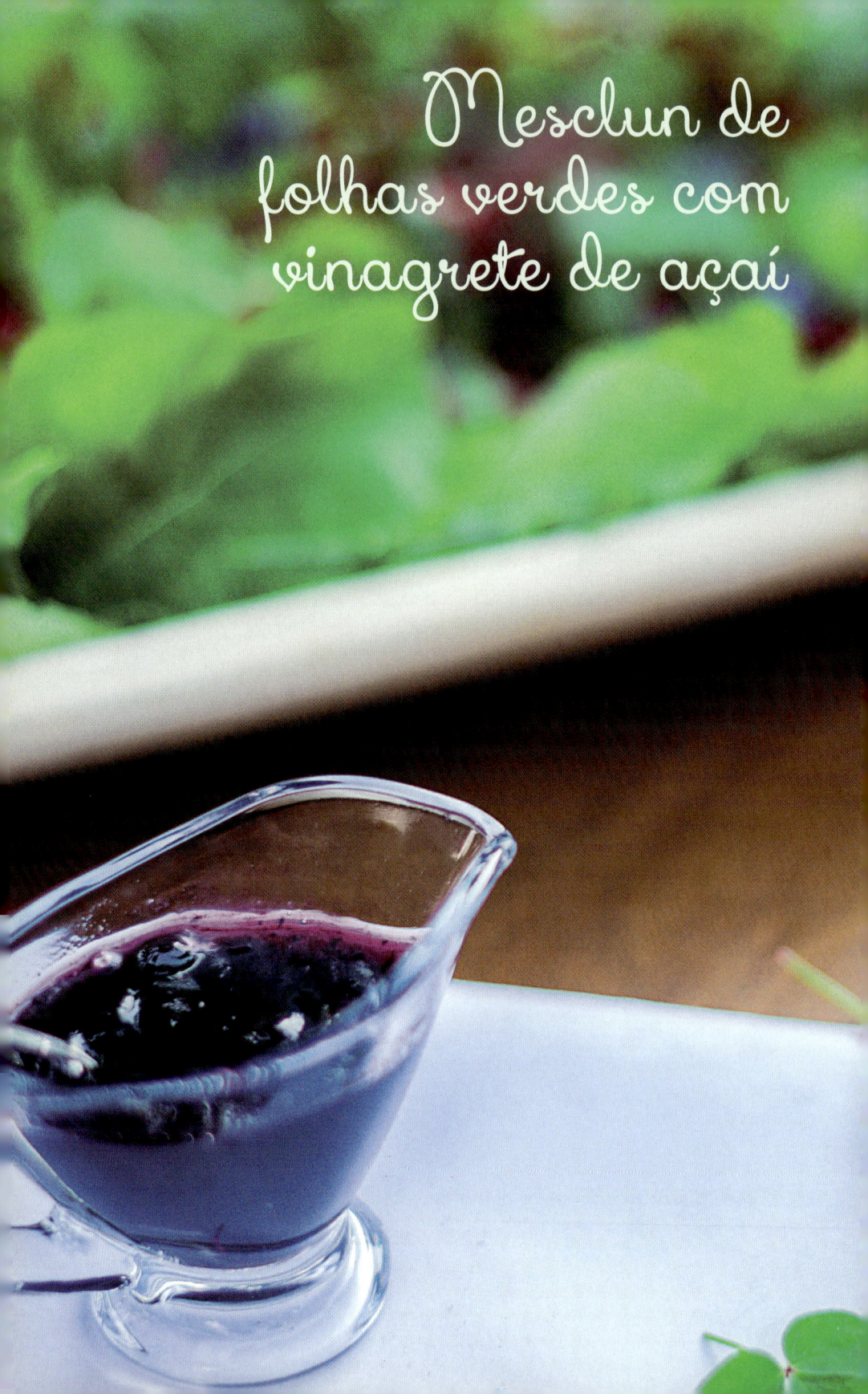

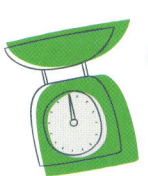

Ingredientes para a salada mesclada:

- Folhas de aface crespa
- Folhas de alface roxa
- Folhas de alface americana
- Folhas de rúcula
- Folhas de endívias friseés

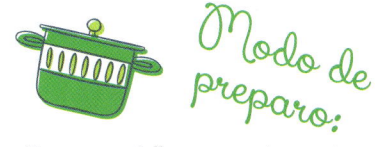

Modo de preparo:

- Rasgue as folhas grosseiramente com as mãos e disponha-as em uma travessa.

Ingredientes para o molho vinagrete:

1/2 xícara de polpa de açaí
3 colheres de sopa de vinagre de maçã orgânico
1 xícara de azeite extravirgem
30 gotas de adoçante do tipo stévia puro
- Sal rosa do Himalaia
- Pimenta-do-reino

Modo de preparo:

- Misture, primeiramente, a polpa de açaí com o vinagre e o adoçante. Com um batedor, misture vigorosamente enquanto acrescenta o azeite, primeiro, gota a gota e, depois, em fio, com cuidado para emulsificar e não separar. Tempere com sal e pimenta-do-reino.
- Disponha em uma molheira à parte e sirva com o mesclun de folhas verdes.

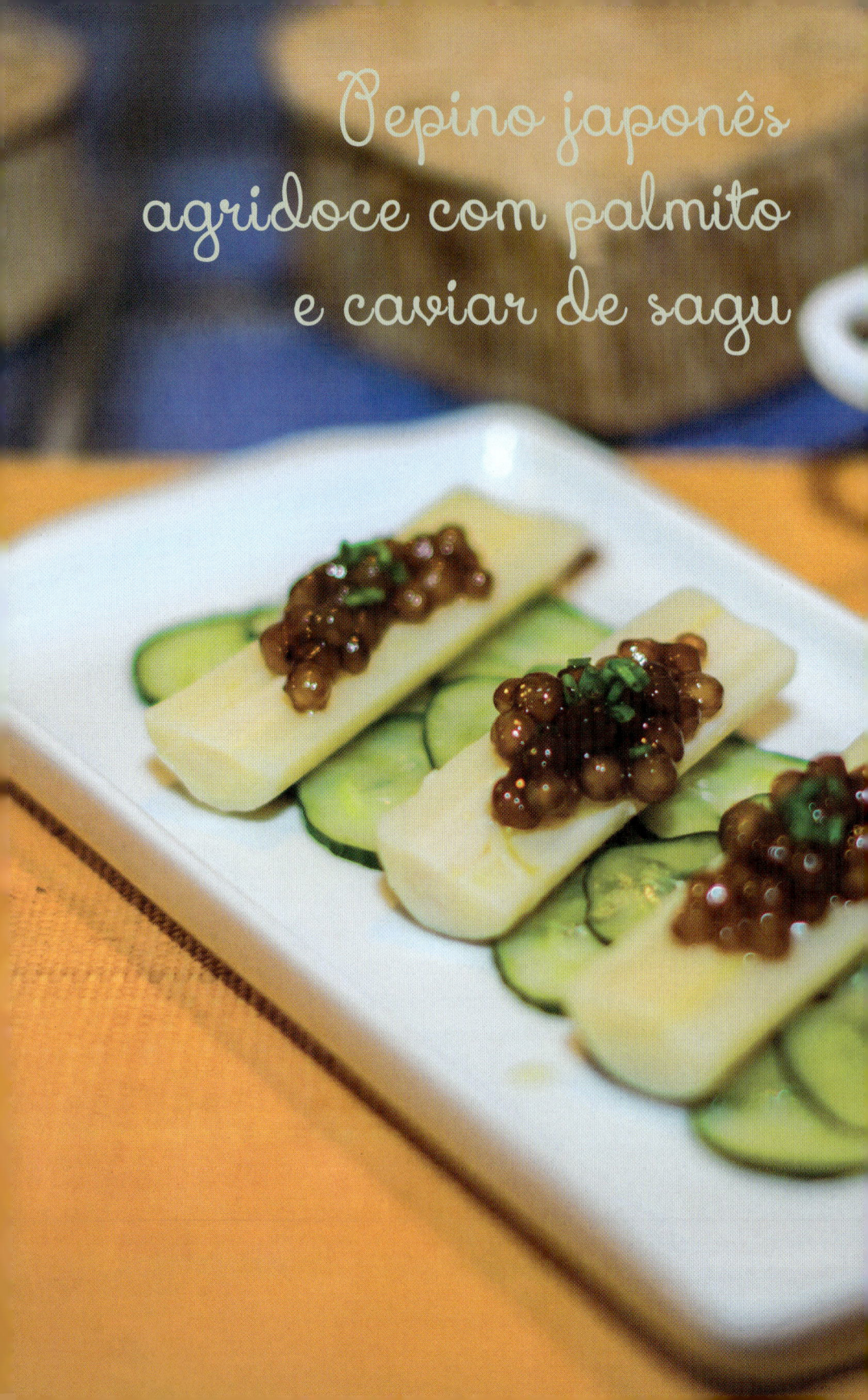

Pepino japonês agridoce com palmito e caviar de sagu

Ingredientes:

- 2 pepinos japoneses
- 6 palmitos do tipo pupunha
- 2 colheres de sopa de sagu
- 3 colheres de sopa de molho de coco ou de vinagre balsâmico
- 1 xícara de água
- 2 xícaras de vinagre de maçã orgânico
- 40 gotas de adoçante do tipo stévia puro
- Suco de 1 limão
- Sal rosa do Himalaia
- Pimenta-do-reino em grãos moída na hora
- Cebolinha picada para decorar

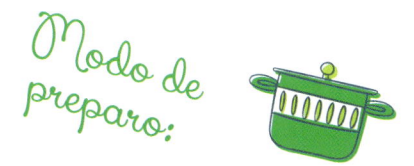

Modo de preparo:

- Leve uma pequena panela em fogo baixo com o molho de coco e a água. Assim que levantar fervura, acrescente o sagu e deixe cozinhar por cerca de 20 minutos ou até seu cozimento. Reserve e deixe esfriar.
- Fatie os pepinos em rodelas bem finas e transfira-as para um recipiente com o vinagre de maçã e o adoçante. Deixe repousar por, aproximadamente, 10 minutos.
- Corte os palmitos ao meio.
- Num prato ou travessa, disponha as finíssimas fatias de pepino formando uma base e, sobre essa base, disponha as fatias de palmito e, por cima delas, coloque, cuidadosamente, as bolinhas de sagu. Decore com cebolinhas picadas.
- Tempere com sal, pimenta-do-reino e regue com suco fresco de limão e gotas do molho de coco. Sirva como uma entrada refrescante, perfeita para dias quentes.

Parfait de avocado com tilápia e tomates

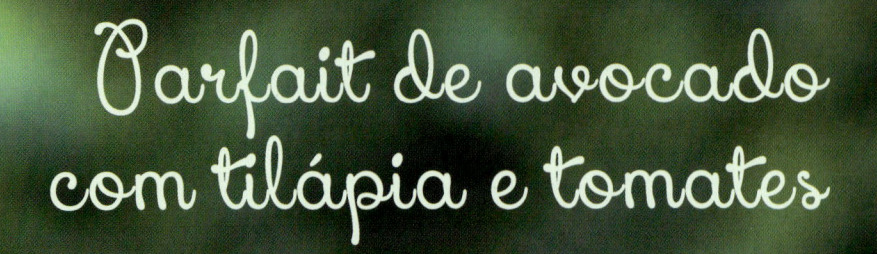

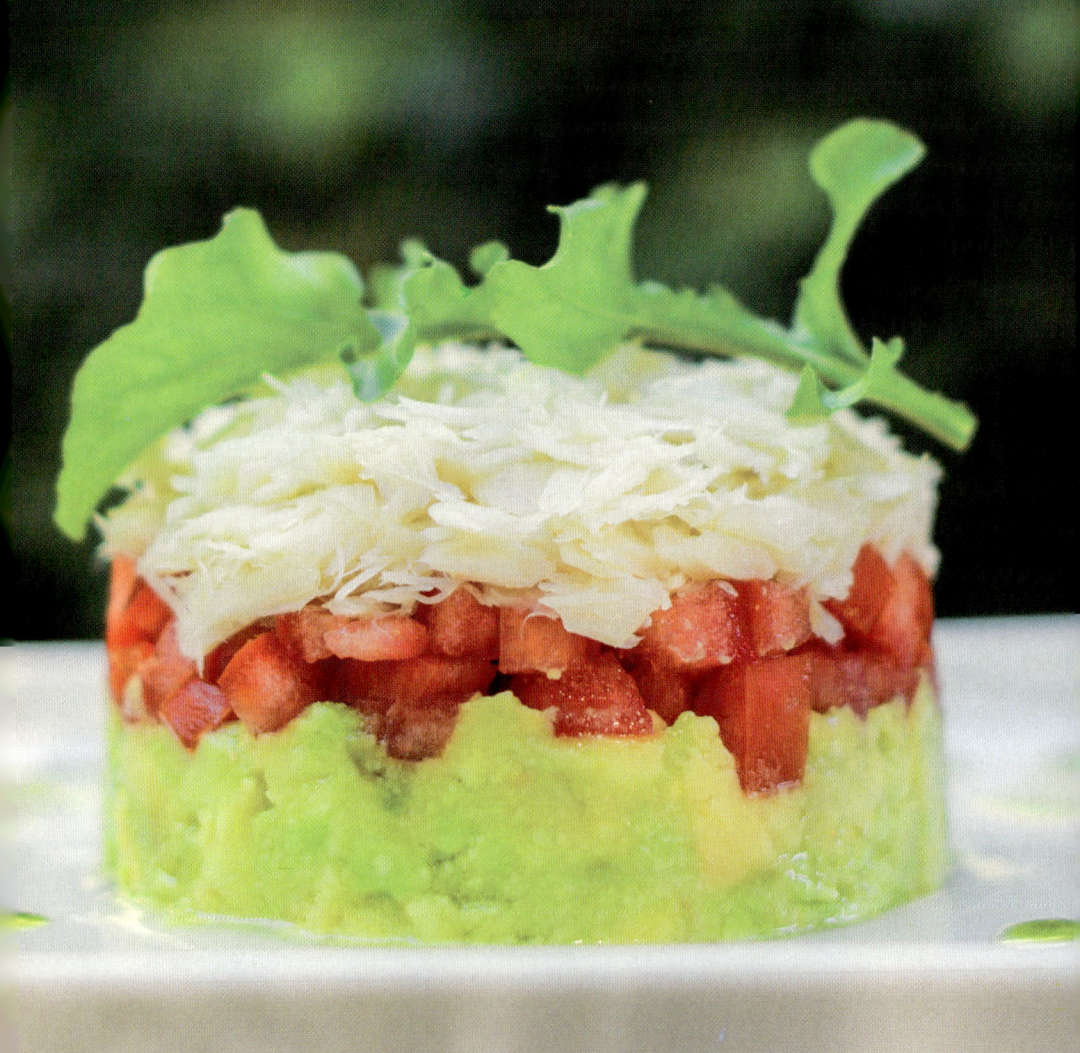

Ingredientes:

- 2 avocados maduros, porém firmes
- Suco de 1 limão
- 2 colheres de sopa de cebola ralada ou picada finamente
- 1 dente de alho amassado
- 1/2 xícara de azeite
- 1 pedaço bem pequeno de pimenta malagueta bem picado
- 2 tomates sem sementes cortados em cubos pequenos
- 2 filés de tilápia limpos e sem pele
- Sal rosa do Himalaia
- Pimenta-do-reino

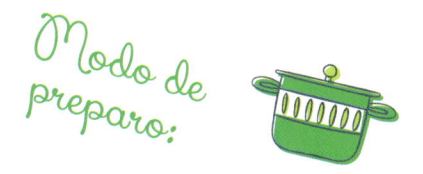

Modo de preparo:

- Retire a polpa dos avocados. Com um garfo, amasse grosseiramente e acrescente o suco de limão, a cebola picada, o dente de alho, 2 colheres de azeite e a pimenta.
- Misture e tempere com sal e pimenta-do-reino. Reserve.
- Tempere os tomates com sal e pimenta-do-reino. Regue com um fio de azeite e reserve. Em uma assadeira pequena untada com azeite, leve os filés de tilápia para assar em forno preaquecido a 180 graus por, aproximadamente, 10 minutos.
- Deixe esfriar e, então, desfie o filé. Tempere com sal e pimenta e regue com um pouco de azeite.
- Coloque um aro de metal de cerca de 10 cm de diâmetro no centro de um prato. Dentro do aro, forme uma camada com a mistura de avocado e, por cima dele, forme outra camada com os tomates em cubinhos.
- Por fim, disponha a terceira e a última camada com o peixe desfiado.
- Retire, cuidadosamente, o aro, e decore com folhas verdes. Regue com um fio de azeite e sirva como antepasto acompanhado por crackers ou como uma apimentada e elegante entrada.

Quiche de alho assado e ervas frescas do pomar

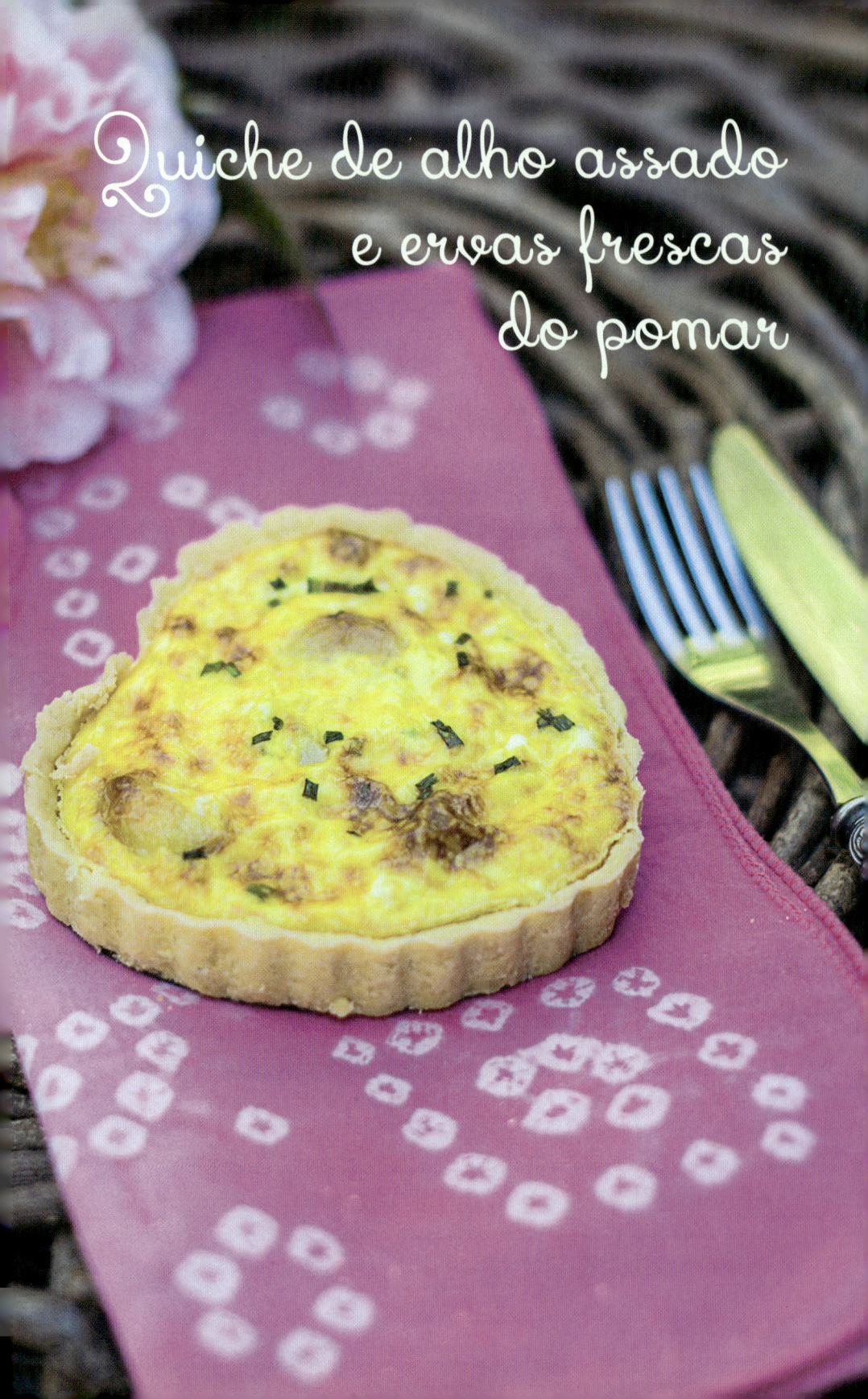

Ingredientes para a massa:

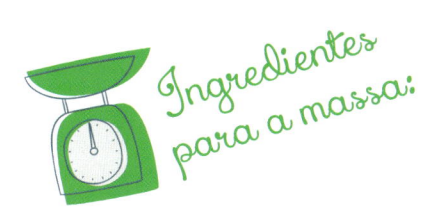

100 g de farinha FSG*
1 colher de café rasa de mix de gomas guar e xantana
50 g de ghee ou de manteiga clarificada
1 colher de sopa de água
1 pitada de sal rosa do Himalaia

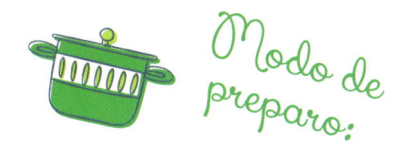

Modo de preparo:

➤ Numa tigela ou bowl de metal, misture a farinha com o mix de gomas. Em seguida, adicione os demais ingredientes.

➤ Misture bem com as mãos. Forme uma pequena bola, envolva essa massa com papel filme tipo PVC e leve à geladeira por cerca de 15 minutos.

➤ Retire da refrigeração e forre 6 pequenas formas para quiche com essa massa. Asse por 10 a 15 minutos em forno preaquecido a 200 graus ou até dourarem.

*Farinha sem glúten, composta normalmente por uma mistura de farinha de arroz, fécula de mandioca e fécula de batata.

Ingredientes para o recheio:

2 ovos caipiras
1/2 xícara de leite de coco
15 dentes de alho
30 ml de azeite
➤ Sal rosa do Himalaia
➤ Cebolinha picada
➤ Cerefólio picado
➤ Salsa picada

Modo de preparo:

➤ Preaquecer o forno a 180 graus. Colocar os dentes de alho com o azeite em uma pequena assadeira e levar ao forno por 10 a 15 minutos ou até ganharem um tom levemente dourado. Retirar e reservar.

➤ Num bowl ou tigela de metal, bata ligeiramente os ovos com um batedor de molhos, acrescente o leite de coco, os dentes de alho assados e as ervas picadas.

➤ Distribua a mistura de ovos nas forminhas com a massa e leve novamente ao forno a 180 graus por 30 minutos ou até ficarem douradas. Sirva as quiches quentes ou mornas decoradas com ervas frescas.

Pratos principais

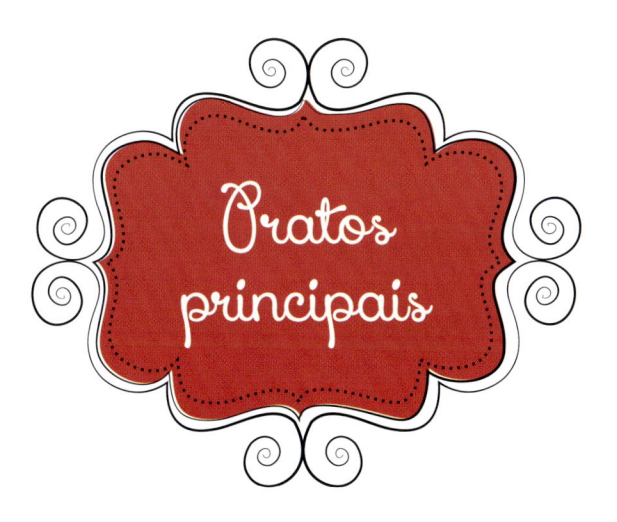

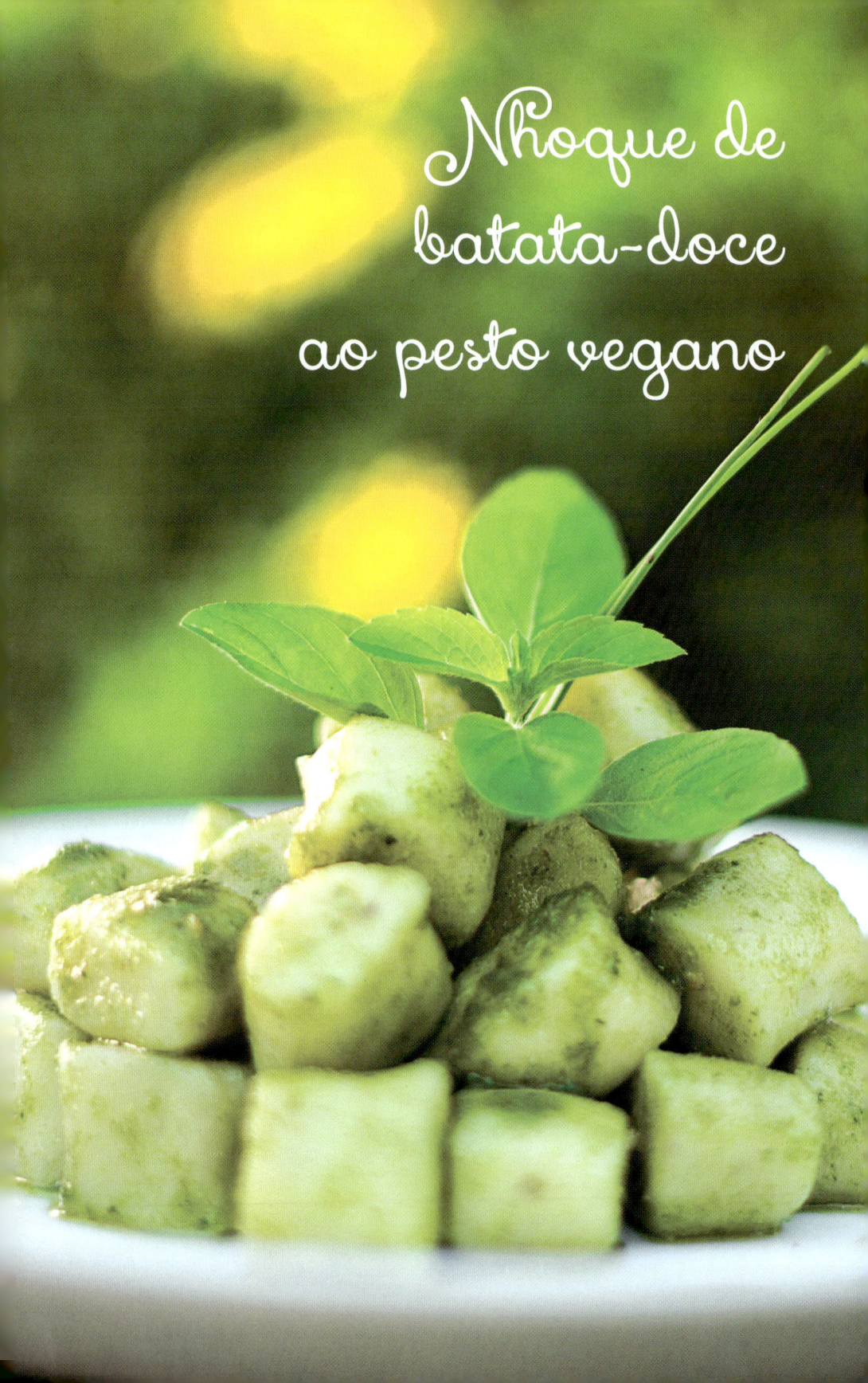

Nhoque de batata-doce ao pesto vegano

Ingredientes para o nhoque:

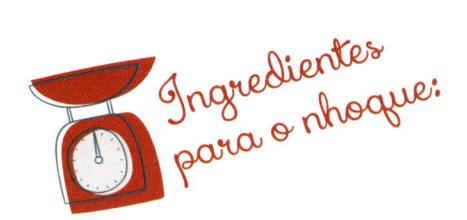

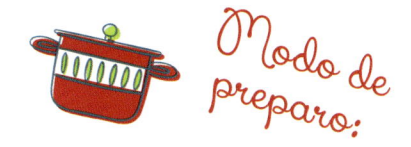

750 g de batata-doce
225 g de farinha FSG
1 colher de chá de mix de goma guar e xantana
1 ovo caipira
50 ml de óleo de coco
30 ml de azeite extravirgem
› Sal rosa do Himalaia

Modo de preparo:

› Misture a farinha com as gomas. Tempere com sal a gosto.

› Cozinhe as batatas-doces em água abundante sem remover as cascas. Amasse-as ainda quentes e misture a farinha com as gomas, o ovo e o óleo de coco.

› Trabalhe a massa até homogeneizar. Sobre uma superfície ligeiramente enfarinhada, abra a massa, forme rolinhos finos e corte em nhoque. Em uma panela funda ou caldeirão com água fervente salgada, cozinhe o nhoque até que boiem.

› Retire da água com uma escumadeira, unte com um pouco de azeite extravirgem e reserve. (Guarde parte da água do cozimento).

Ingredientes para o molho pesto vegano:

2 xícaras de folhas de manjericão fresco orgânico
2 dentes de alho
100 g de castanha-do-pará
250 ml de azeite extravirgem ou quanto bastar
› Sal rosa do Himalaia
› Pimenta-do-reino em grãos moída na hora

Modo de preparo:

› Bata todos os ingredientes do molho no liquidificador. Tempere com sal e pimenta-do-reino.

› Misture o molho pesto nhoque, acrescentando, cuidadosamente, a água quente reservada.

› Disponha o nhoque com o pesto no centro de um prato e decore com folhas de manjericão.

› Pode ser servido simplesmente como primeiro prato ou acompanhando um suculento filé ou peito de frango grelhado.

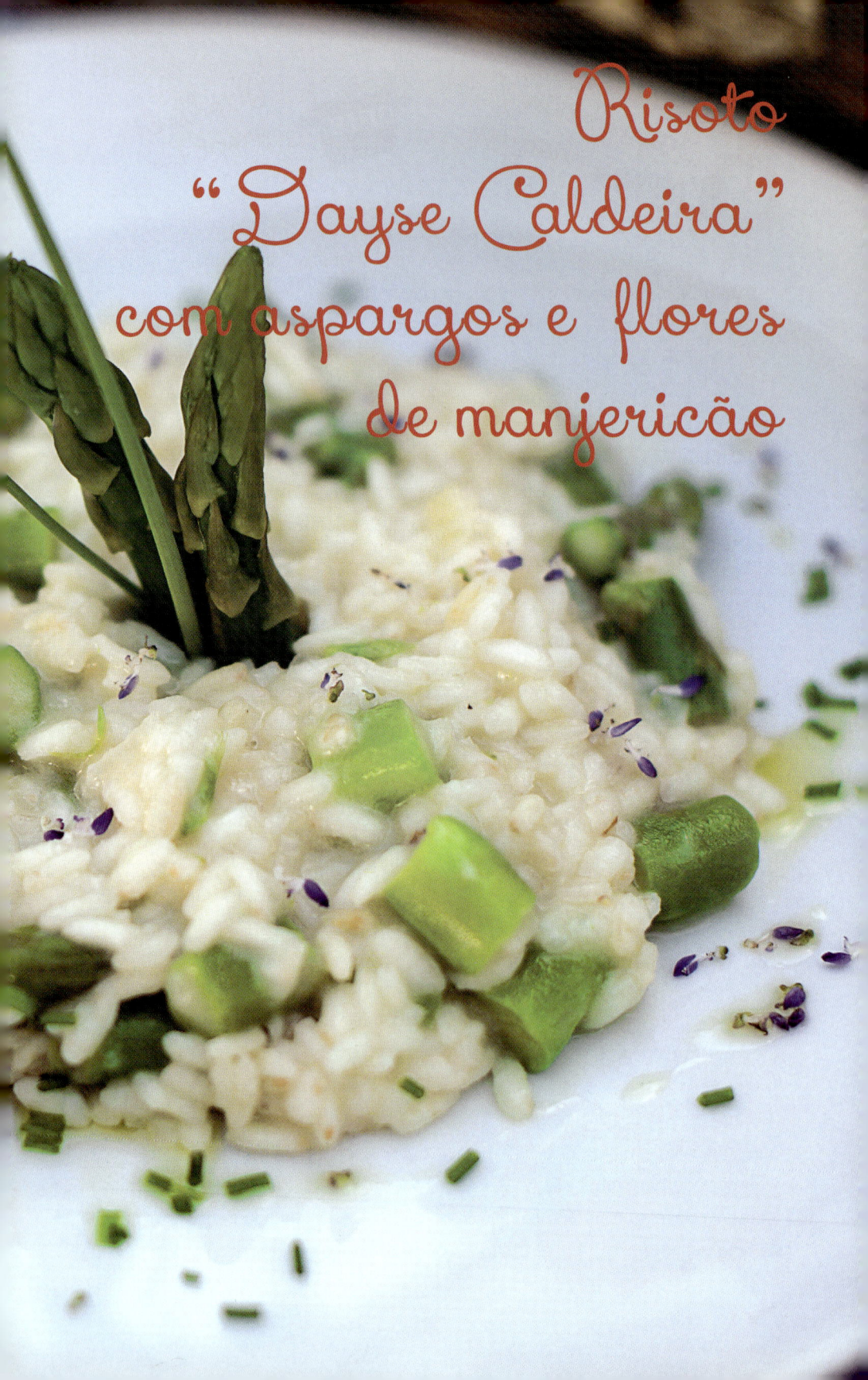

Risoto "Dayse Caldeira" com aspargos e flores de manjericão

Ingredientes:

- 2 xícaras de arroz arbóreo
- 1 cebola picada
- 2 dentes de alho picados
- 8 aspargos verdes e frescos (reserve as pontas para decorar)
- 30 ml de óleo de coco
- 1 l de caldo de legumes caseiro*
- 50 g de ghee ou de manteiga clarificada
- 50 ml de leite de coco
- Sal rosa do Himalaia
- Pimenta-do-reino em grãos moída na hora
- Flores de manjericão para decorar

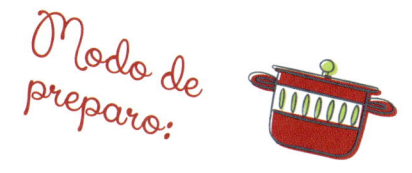

Modo de preparo:

- Retire as pontas da base dos aspargos e remova as partes mais fibrosas.
- Em uma panela a vapor, cozinhe os aspargos até que estejam "al dente", por, aproximadamente, 4 minutos. Reserve.
- Em uma panela, aqueça o óleo de coco e acrescente a cebola. Quando ela estiver transparente, junte o alho picado. Antes que comece a pegar cor, adicione o arroz arbóreo e mexa bem por 3 minutos.
- Neste ponto, acrescente uma concha do caldo de legumes e mexa até ser absorvido.
- Acrescente outra concha e, assim, sucessivamente, sem parar de mexer.
- O risoto estará no ponto quando o arroz estiver "al dente", com cerca de 16 minutos de cozimento.
- Pique os aspargos em pedaços de 3 cm, reservando as pontas para decorar. Adicione-os ao risoto.
- Por fim, acrescente a manteiga e o leite de coco. Tampe a panela por 1 minuto e, na sequência, misture bem.
- Tempere com sal e pimenta-do-reino. Sirva em pratos individuais e decore com a ponta dos aspargos e com as delicadas flores de manjericão.

*Caldo de legumes
Ingredientes e modo de preparo na página 93

Lombos de cherne ao perfume de cúrcuma e leite de coco

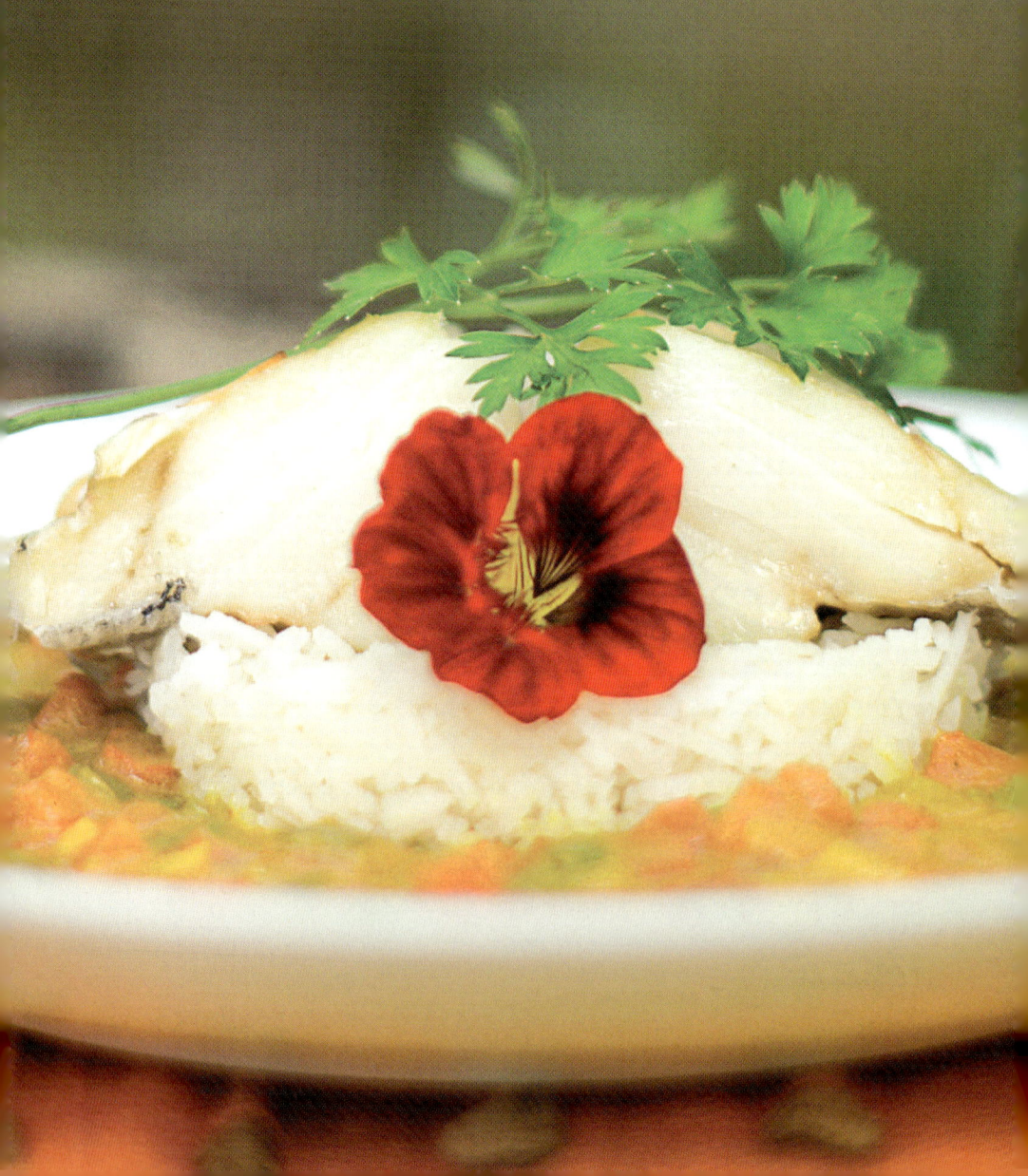

Ingredientes:

1,5 kg de lombo de cherne ou robalo
4 colheres de sopa de óleo de coco
1 cebola picada finamente
5 dentes de alho picados
1 pimentão vermelho sem sementes picado em cubos pequenos
1/2 pimentão verde sem sementes picado em cubos peqeunos
1/2 pimentão amarelo sem sementes picado em cubos pequenos
2 tomates sem sementes picados em cubos pequenos
200 ml de leite de coco natural
- Suco de 2 limões
- Sal rosa do Himalaia
- Pimenta-do-reino em grãos moída na hora
- Folhas de salsa ou coentro para decorar

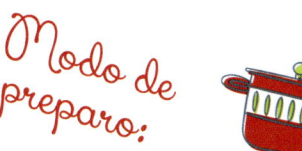

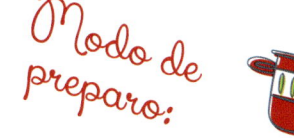

Modo de preparo:

- Ponha os lombos de peixe numa travessa, tempere com o suco de limão, alho, sal e pimenta-do-reino a gosto. Não deixe marinar por mais do que 5 minutos. Escorra.
- Numa panela grande, aqueça o óleo de coco. Adicione as cebolas, os dentes de alho, os pimentões e os tomates. Regue tudo com o leite de coco e deixe cozinhar por 10 minutos. Corrija o sal e a pimenta.
- Coloque os lombos na panela e tampe, deixando cozinhar até que mudem de cor.
- Acrescente folhas de coentro ou salsinha picada. Sirva com arroz de jasmim ou arroz branco e decore com as folhas de salsa ou de coentro e flores comestíveis.

Confit de bacalhau e tomates-cereja

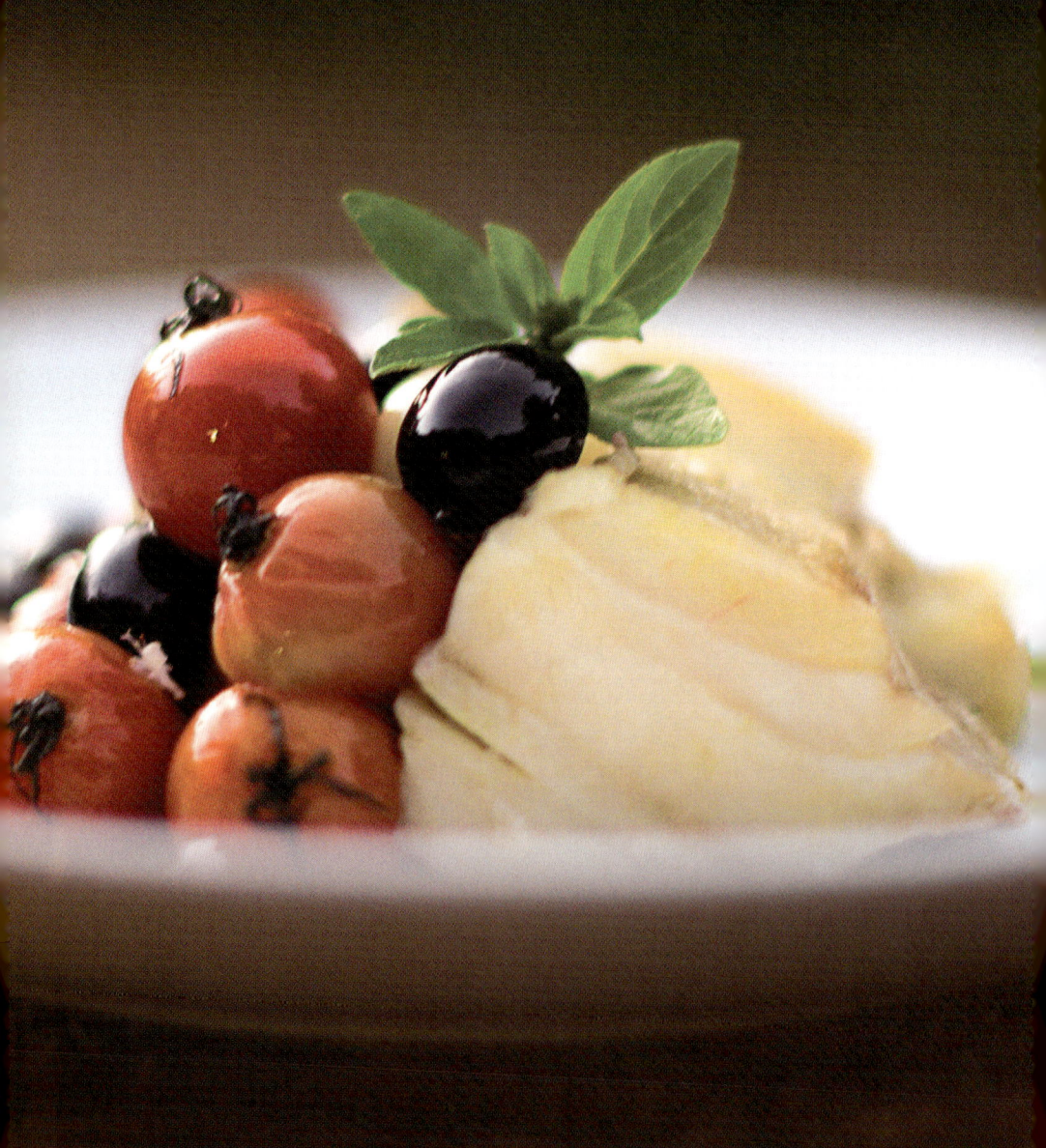

Ingredientes:

4 lombos de bacalhau dessalgado (cerca de 250 g cada)
4 xícaras de azeite extravirgem
6 dentes de alho descascados
4 xícaras de tomates-cereja
1 xícara de azeitonas pretas portuguesas
- Sal rosa do Himalaia
- Pimenta-do-reino em grãos moída na hora
- Ramos de manjericão para decorar

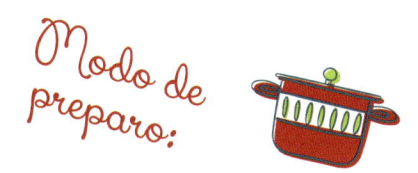

Modo de preparo:

- Preaquecer o forno em temperatura muito baixa, sem ultrapassar 180 graus.
- Em uma assadeira, espalhe os lombos de bacalhau, os tomates-cereja, os dentes de alho e as azeitonas.
- Regue toda a assadeira com o azeite extravirgem.
- Leve ao forno por cerca de 1 hora ou até que o bacalhau esteja assado e os tomates tenham murchado um pouco. Transfira o lombo de bacalhau para um prato, disponha os tomates com os dentes de alho e as azeitonas ao redor.
- Regue com azeite abundante do cozimento e decore com folhas de manjericão.

Filé de frango caipira com purê de inhame e couve crocante

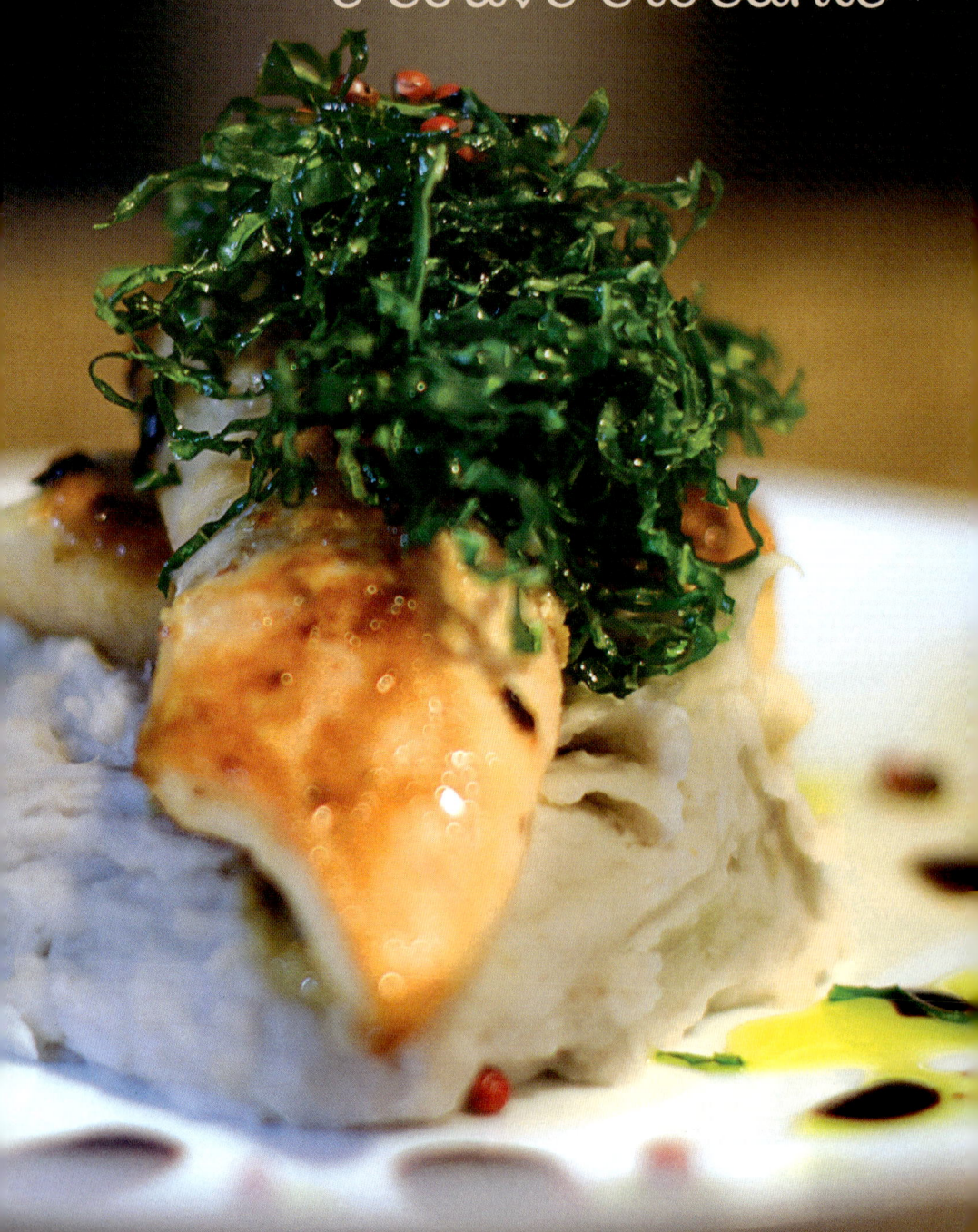

Ingredientes:

2 peitos de frango caipira desossados cortados em filés
2 xícaras de óleo de coco
6 inhames médios descascados
1 colher de sopa cheia de ghee ou de manteiga clarificada
1/2 xícara de leite de coco
6 folhas de couve manteiga orgânica cortadas finamente
1 colher de sobremesa de azeite
- Sal rosa do Himalaia
- Sal rosa do Himalaia
- Pimenta-do-reino em grãos moída na hora
- Grãos de pimenta rosa (aroeira)
- Gotas de óleo de coco ou de vinagre balsâmico

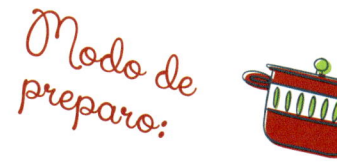

Modo de preparo:

- Para o purê, cozinhe os inhames em água salgada até que fiquem macios. Bata-os no liquidificador ou processador com o leite de coco e o ghee até a mistura ficar homogênea. Acrescente mais leite de coco se necessário.
- Volte a mistura para a panela e deixe-a ferver por cerca de 5 minutos, então tempere com sal e pimenta-do-reino a gosto. Reserve.
- Leve uma pequena panela com o óleo de coco ao fogo e, quando começar a sair fumaça, mergulhe, aos poucos, as folhas de couve cortadas.
- Deixe fritar por alguns segundos e, em seguida, coloque-as sobre uma folha de papel toalha para que esfriem.
- Numa grelha ou frigideira estriada, passe os filés de frango caipira, deixando dourarem de ambos os lados. Tempere com sal e pimenta-do-reino.
- Sirva em pratos individuais dispondo o purê de inhame no centro do prato e coloque sobre ele o filé de frango. Por fim, enfeite com a couve frita e os grãos de pimenta rosa.
- Decore com um fio de azeite e gotas de óleo de coco.

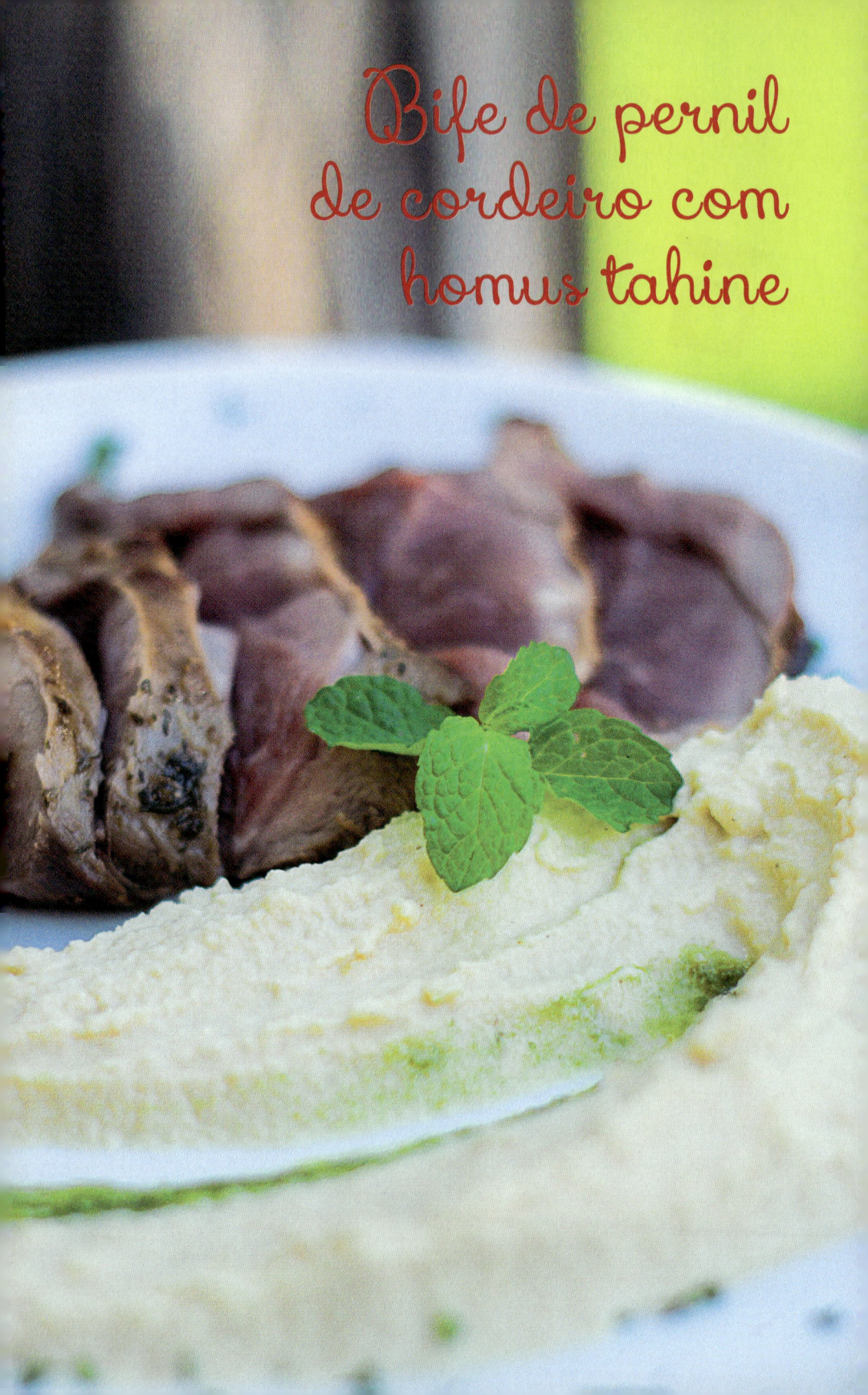

Bife de pernil de cordeiro com homus tahine

Ingredientes para o bife de pernil:

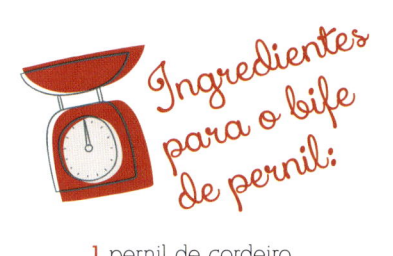

- 1 pernil de cordeiro
- 2 colheres de sopa de óleo de coco
- Sal rosa do Himalaia
- Pimenta-do-reino em grãos moída na hora

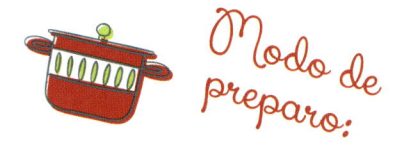

Modo de preparo:

- Corte o pernil de cordeiro em bifes de 250g.
- Leve ao fogo uma frigideira com um pouco de óleo de coco.
- Sele bem na frigideira os dois lados dos bifes, conservando o interior rosado. Tempere com sal e pimenta-do-reino.
- Reserve.

Ingredientes para o homus tahine:

- 2 xícaras de grão-de-bico cozido
- 3 colheres de sopa de tahine
- 3 dentes de alho amassados
- 5 colheres de sopa de suco de limão
- 3 colheres de sopa de azeite extravirgem
- 1 colher de sobremesa de azeite extra-virgem
- Pimenta síria a gosto
- Sal rosa do Himalaia
- Folhas de hortelã e salsinha picada para decorar

Modo de preparo:

- Para o homus tahine, bata todos os ingredientes no liquidificador ou no processador até ficar homogêneo.
- Tempere com sal, pimenta-do-reino e pimenta síria a gosto. Para servir, disponha os bifes de pernil no prato (inteiros ou fatiados), espalhe o homus tahine ao lado e decore com folhas de hortelã, salsa picada e acrescente um fio de azeite.

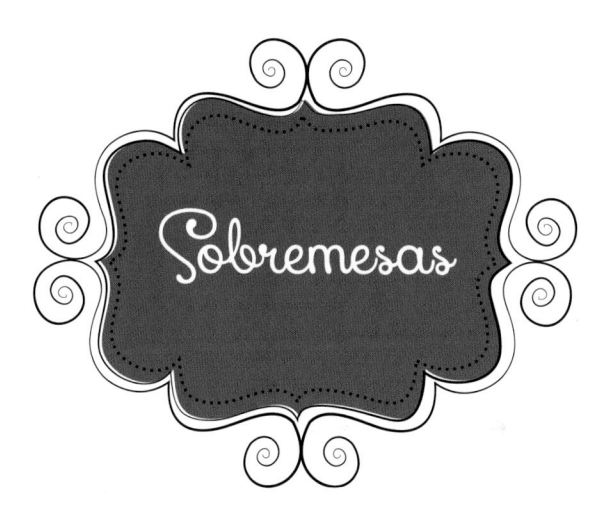

Sobremesas

Panna cotta de amêndoas com calda de romã e hibiscos

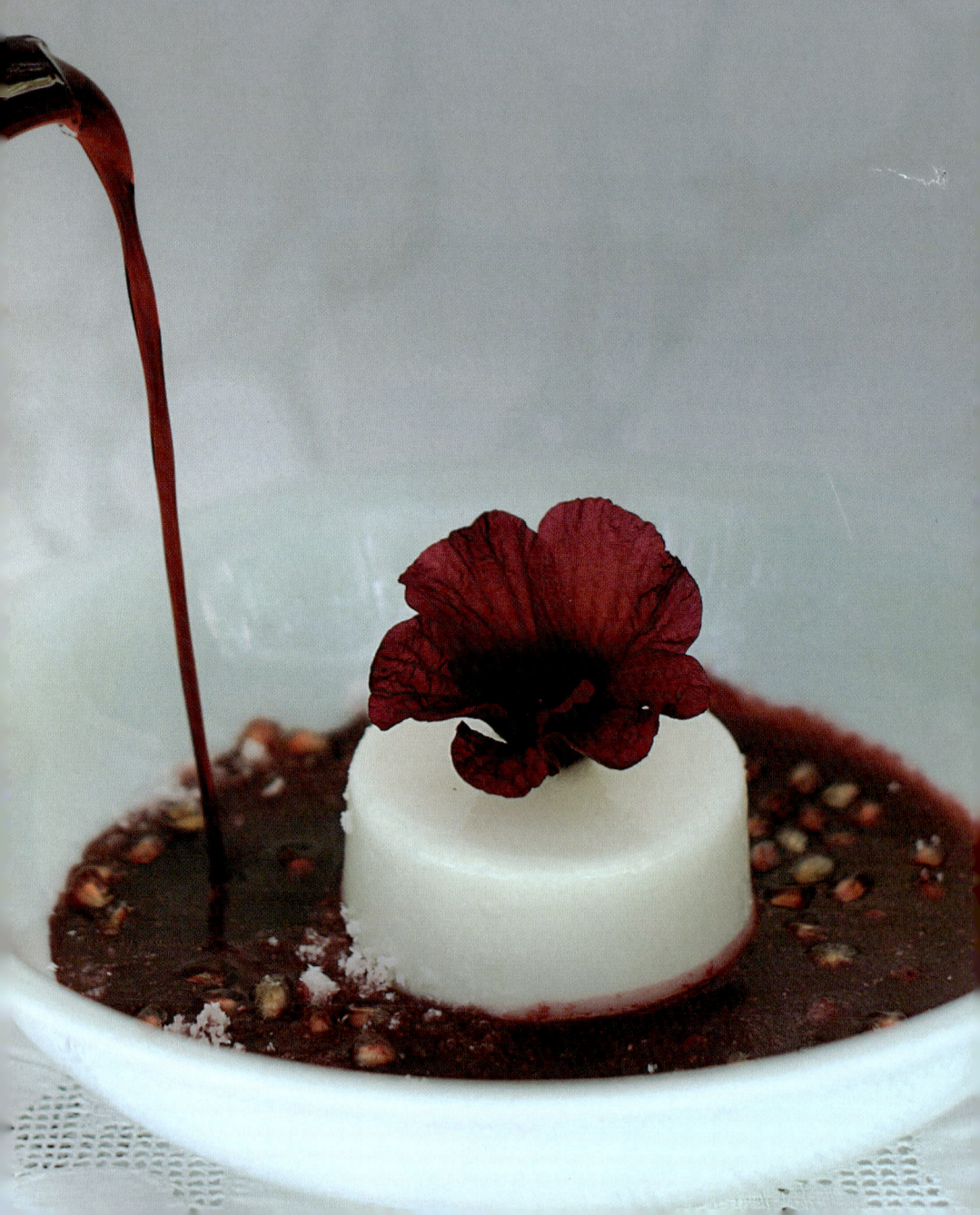

Ingredientes para panna cotta:

2 xícaras de leite de amêndoas
50 gotas de adoçante tipo stévia puro
1 colher de chá de ágar-ágar
1 vagem de baunilha cortada ao meio

Modo de preparo:

➤ Leve ao fogo baixo em uma panela o leite de amêndoas, a vagem de baunilha, o adoçante e o ágar-ágar.

➤ Misture e mexa, cuidadosamente, até levantar fervura. Mantenha em ebulição por uns 3 minutos, retire do fogo, elimine a vagem de baunilha e transfira para forminhas individuais de silicone.

➤ Leve à geladeira até endurecerem.

Ingredientes para a calda de romã e hibiscos:

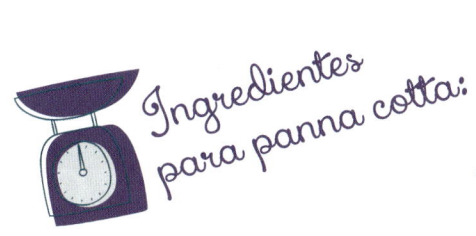

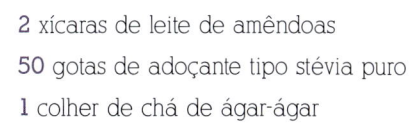

2 xícaras de água
2 colheres de sopa de chá de hibisco orgânico
➤ Sementes de 1 romã
➤ Adoçante do tipo stévia puro
➤ Flores de hibisco para decorar

Modo de preparo:

➤ Coloque a água para ferver em uma chaleira. Antes que entre em ebulição, apague o fogo e acrescente o chá de hibisco.

➤ Tampe e deixe em infusão por 10 a 15 minutos.

➤ Acrescente ao chá as sementes de romã e adoce com stévia a gosto.

➤ Para servir, desenforme os minipudins de amêndoas e disponha-os no centro de pratos de sopa.

➤ Regue o prato com a calda quente ou morna de romã e hibiscos. Decore com as flores de hibisco.

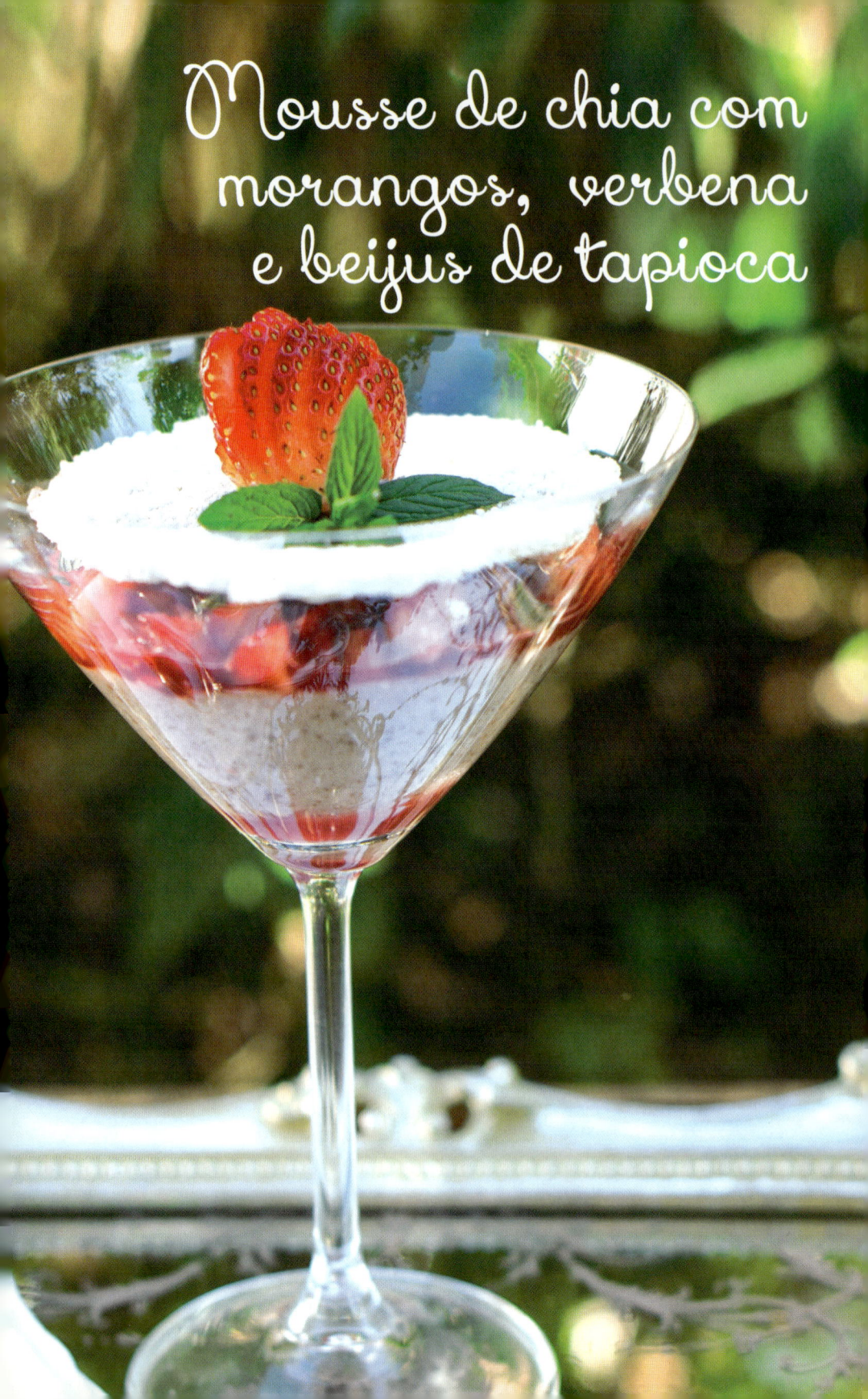

Mousse de chia com morangos, verbena e beijus de tapioca

Ingredientes:

6 colheres de sopa de sementes de chia
2 xícaras de leite de coco
2 xícaras de morangos orgânicos
75 ml de água
1 colher de sopa de agave ou stévia a gosto
4 colheres de sopa de tapioca
➤ Folhas de verbena ou de hortelã para decorar

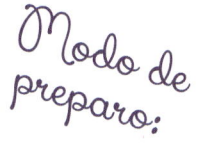

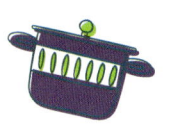

Modo de preparo:

➤ Comece pelos beijus de tapioca. Leve ao fogo médio uma frigideira e disponha a tapioca no centro, formando pequenos discos de 10 cm de diâmetro. Doure, retire e deixe esfriar. Reserve.

➤ Em um recipiente de louça, hidrate as sementes de chia no leite de coco durante 15 minutos. Transfira a mistura do leite de coco para um liquidificador e junte o adoçante e os morangos (reservando 1/3 das frutas para o purê e alguns morangos inteiros para decorar).

➤ Bata até obter um creme leve. Prove e adoce a gosto.

➤ Com o morango restante, faça um purê batendo as frutas com um pouco de água. Adoce com stévia a gosto.

➤ Transfira um pouco do purê de morango para taças de cristal, cubra com a mousse de chia e cubra com mais um pouco do purê de morangos.

➤ Leve à geladeira por 1 hora para ganhar mais consistência.

➤ Na hora de servir, coloque os beijus de tapioca sobre a mousse e decore com os morangos inteiros restantes e folhas de verbena.

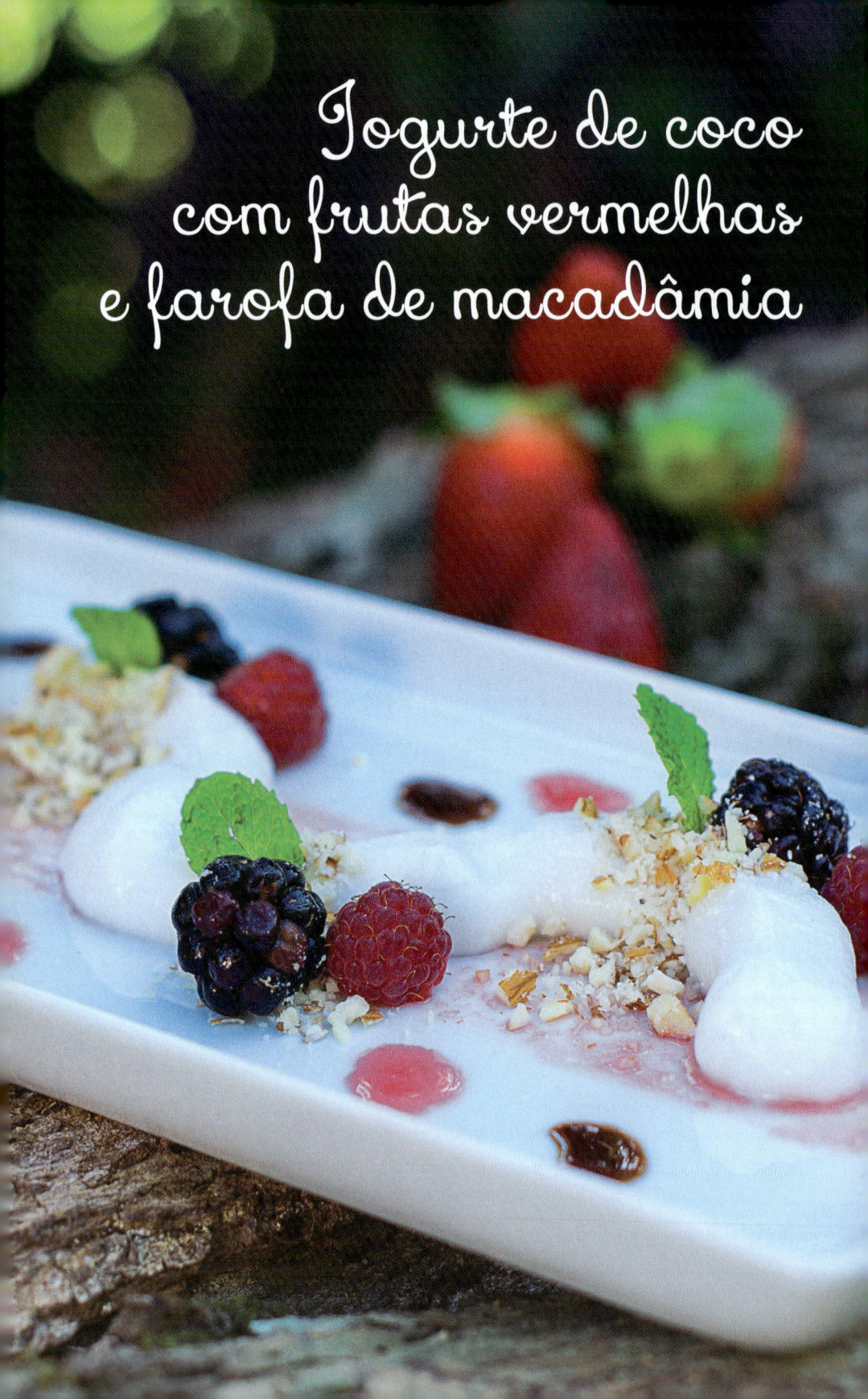

Iogurte de coco com frutas vermelhas e farofa de macadâmia

Ingredientes:

2 xícaras de leite de coco natural
1 colher de chá de ágar-ágar
2 xícaras de frutas vermelhas variadas (framboesas, amoras, groselhas)
4 colheres de macadâmia
- Adoçante do tipo stévia puro a gosto
- Suco de ½ limão
- Folhas de hortelã para decorar

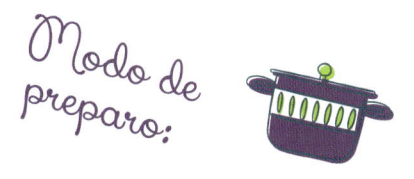

Modo de preparo:

- Leve uma panela pequena ao fogo baixo e torre, ligeiramente, as macadâmias. Retire do fogo e aguarde esfriar.
- Coloque as macadâmias já arrefecidas num saco plástico e bata vigorosamente com um rolo de massas, até que vire uma farofa fina.
- Reserve.
- Para o iogurte de coco, leve ao fogo em uma panela as 2 xícaras de leite de coco, o ágar-ágar e o stévia. Misture e mexa sem parar até levantar fervura. Mantenha em ebulição por 3 minutos.
- Retire do fogo e transfira para um recipiente de louça ou de vidro. Leve à geladeira até endurecer completamente. Quando firme, bata o creme de coco no liquidificador com o leite de coco restante e com o suco de limão. Sua consistência deve ficar bem cremosa e homogênea. Coloque o creme para um saco de confeitar com o bico liso e desenhe num prato ou travessa uma centopeia com o iogurte de coco. Ao redor, faça pequenos montinhos com a farofa de macadâmia, decore com as frutas vermelhas e com as folhas de hortelã.

Cheesecake de limão

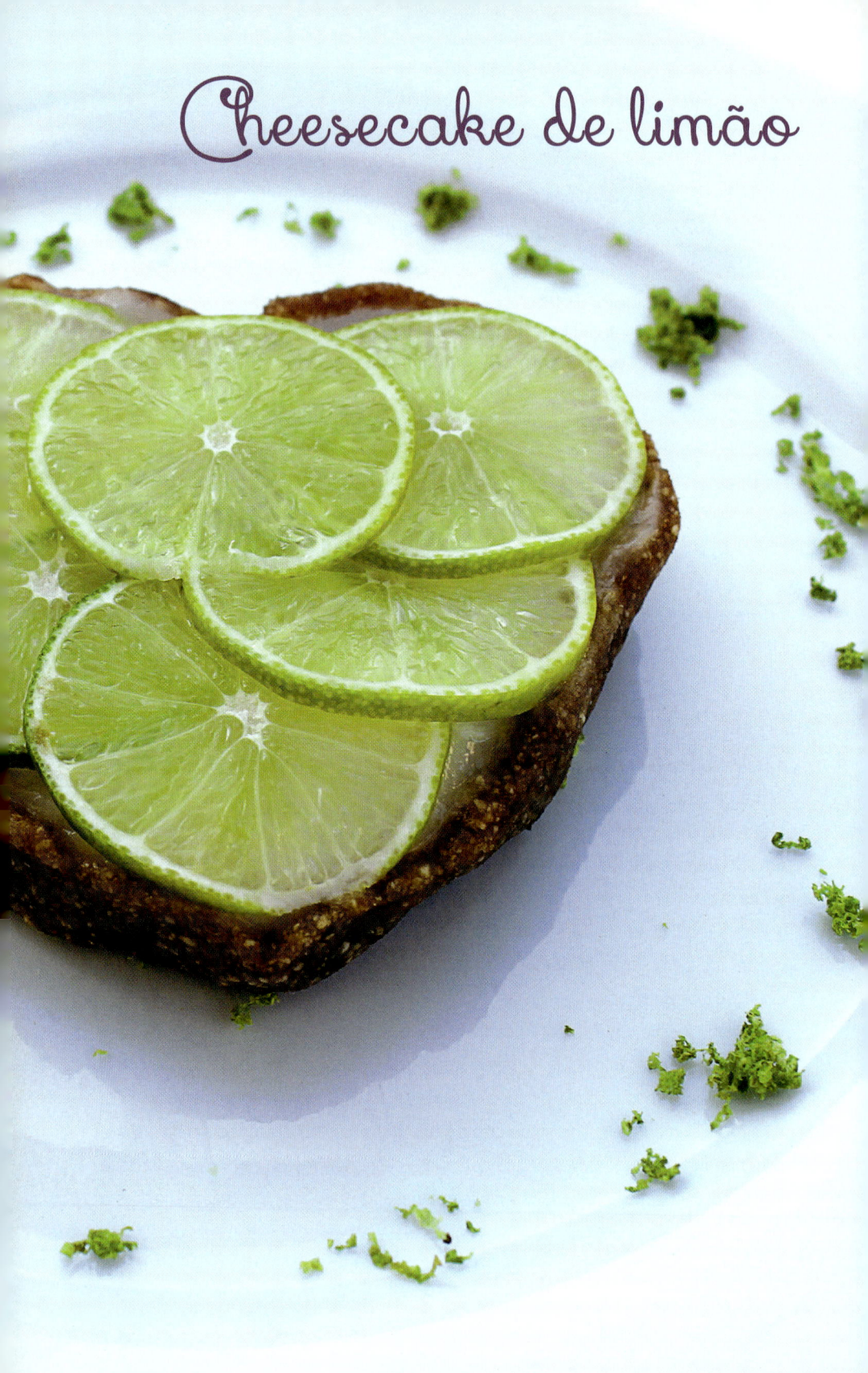

Ingredientes para a massa:

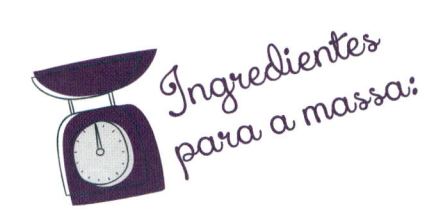

1 xícara de castanhas-do-pará
1/2 xícara de tâmaras secas
2 colheres de coco ralado

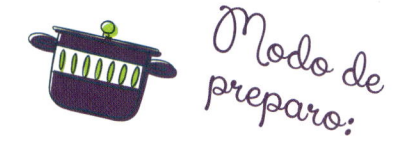

Modo de preparo:

➤ Num processador, triture todos os ingredientes juntos. Forme uma bola com essa massa e leve à geladeira por 15 minutos.
➤ Depois, abra a massa diretamente sobre formas de fundo falso para tortas, deixando uma camada fina com cerca de 1 cm.

Ingredientes para o creme de limão:

2 xícaras de castanhas-de-caju cruas
1/2 xícara de suco de limão
6 colheres de óleo de coco
1 pitada de sal rosa do Himalaia
➤ Adoçante do tipo stévia puro a gosto
➤ Rodelas de limão para decorar

Modo de preparo:

➤ Bata todos os ingredientes no liquidificador até formar uma pasta homogênea.
➤ Cubra as formas já com as crostas com a mistura de castanha-de-caju e limão.
➤ Leve à geladeira para ganhar consistência por, aproximadamente, 2 horas.
➤ Retire da geladeira e desenforme cuidadosamente as cheesecakes.
➤ Decore com rodelas finas de limão e sirva de imediato.

Suflê de chocolate e ovos caipiras

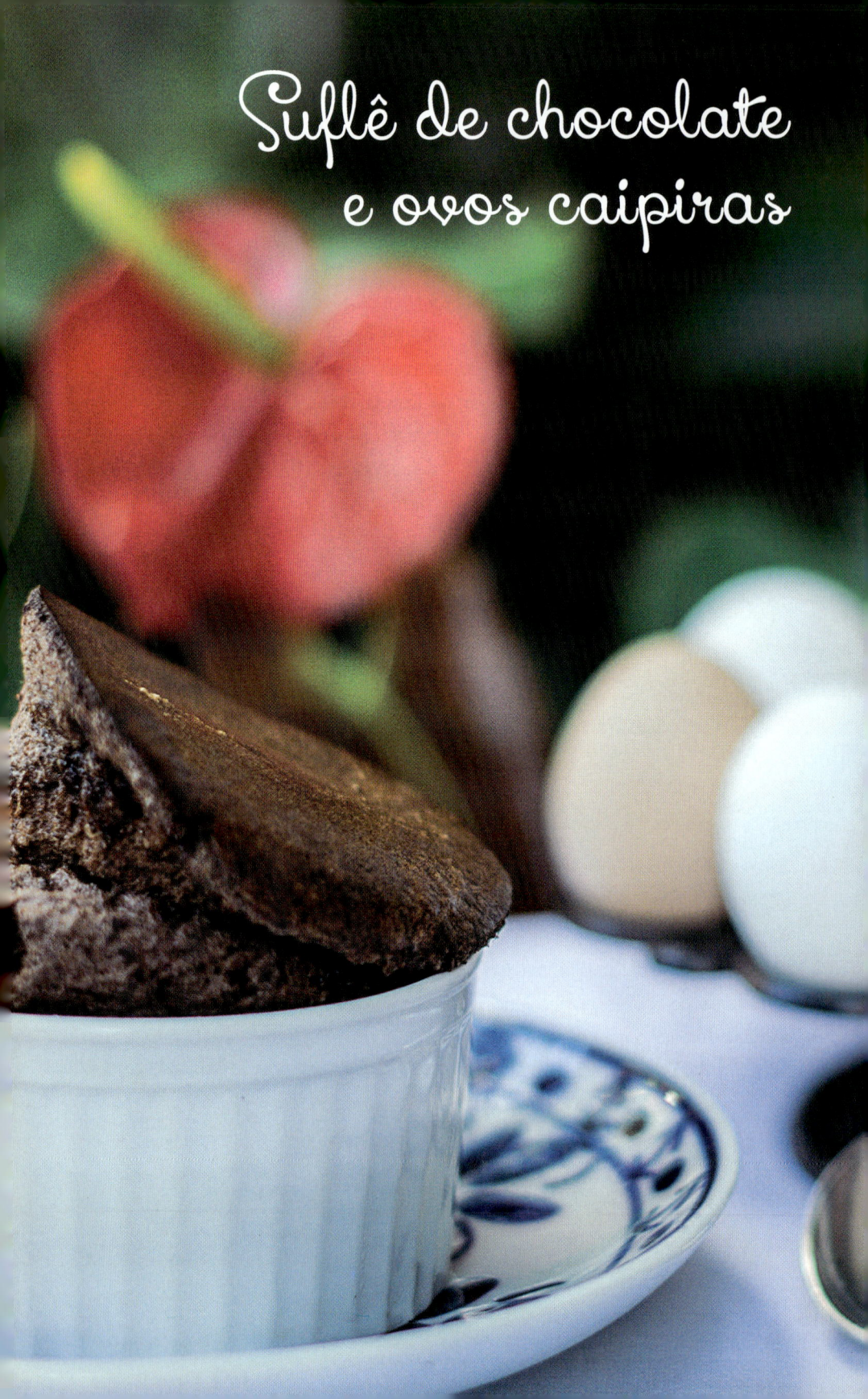

Ingredientes:

100 g de chocolate 70% cacau picado (sem açúcar e sem leite)
4 gemas de ovo caipira
6 claras de ovo caipira
1 xícara de leite de castanhas-do-pará ou de amêndoas
1 colher de sopa de ghee ou manteiga clarificada
1 colher de sopa de farinha de arroz ou FSG
1 colher de sopa de cacau puro orgânico em pó
1 xícara de açúcar de coco

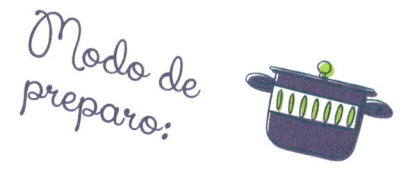

Modo de preparo:

- Preaqueça o forno a 200 graus.
- Leve ao fogo baixo uma panela com o ghee até derreter, adicione a farinha e mexa bem até começar a dourar.
- Neste ponto, acrescente o leite de castanhas cuidadosamente para não criar grumos.
- Misture bem e deixe ferver por cerca de 4 minutos ou até engrossar.
- Adicione o chocolate picado e o chocolate em pó à mistura e mexa bem.
- Misture vigorosamente as gemas com o creme de cacau sem deixar talhar.
- Retire do fogo e deixe esfriar.
- Enquanto isso, bata as claras em neve e misture-as delicadamente com a mistura fria de cacau.
- Transfira para ramequins de 10 cm de diâmetro untados e leve ao forno por 15 a 20 minutos.
- Sirva imediatamente.

Torta invertida de maçã, sorvete de banana e caramelo de coco

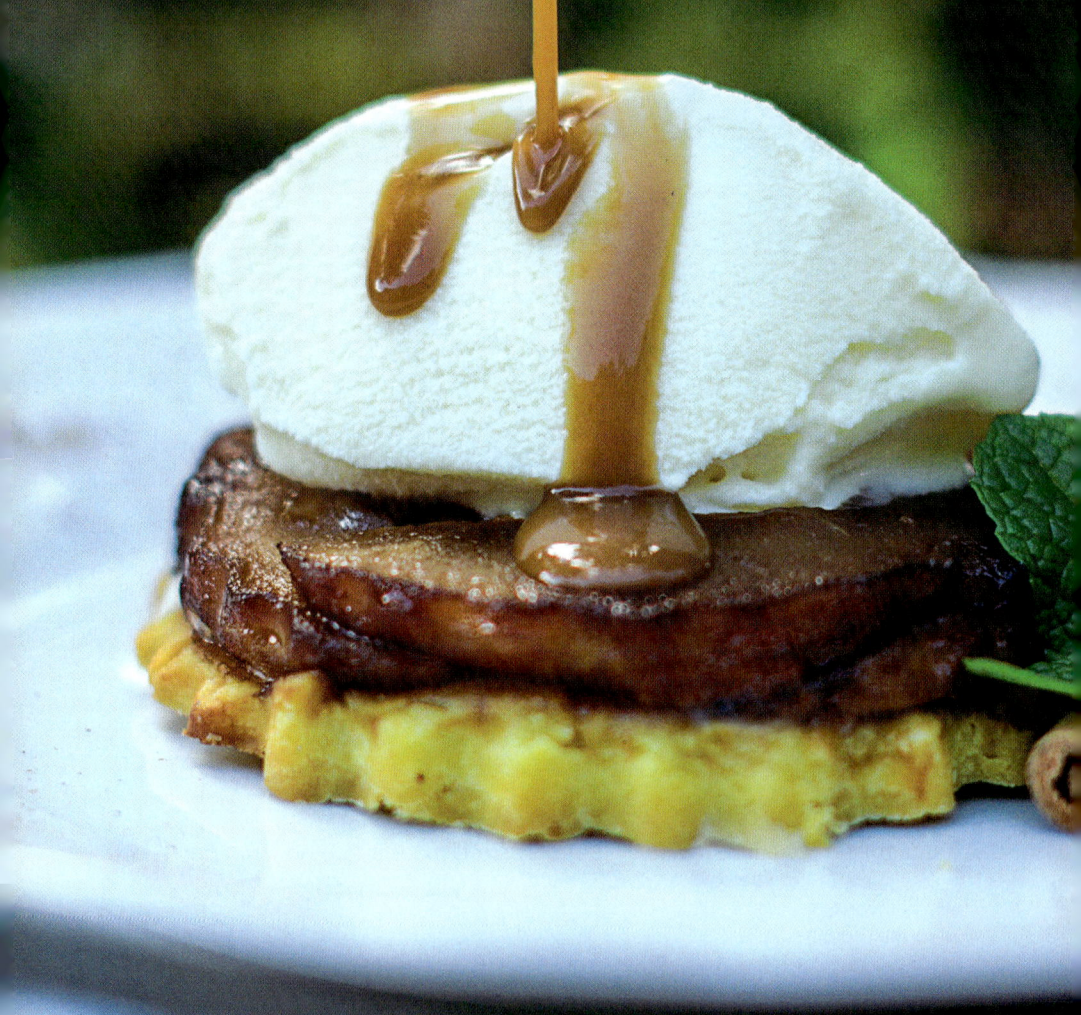

Ingredientes para as maçãs:

4 maçãs descascadas e cortadas em 12 fatias cada
4 colheres de açúcar de coco
1 colher de ghee ou de manteiga clarificada

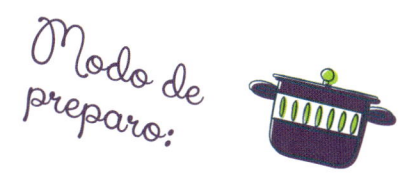

Modo de preparo:

> Leve uma panela em fogo baixo e coloque o ghee para derreter. Adicione o açúcar de coco e deixe caramelizar, tendo o cuidado para não queimar.
> Mergulhe as fatias de maçã no caramelo e deixe cozinhar por 3 a 4 minutos.
> Retire do fogo e transfira para formas de torta de fundo removível. Aperte bem as maçã contra o fundo e reserve.

Ingredientes para a massa:

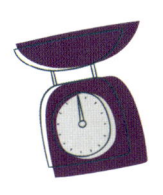

100 g de farinha FSG
1 colher de café de mix de gomas guar e xantana
50 g de ghee ou de manteiga clarificada
1 colher de sopa de água
1 pitada de sal rosa do Himalaia

Modo de preparo:

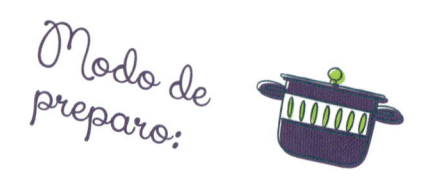

- Preaqueça o forno a 200 graus.
- Numa tigela ou bowl de metal, misture a farinha com o mix de gomas e, em seguida, adicione os demais ingredientes.
- Misture bem com as mãos. Forme uma pequena bola, envolva essa massa com papel filme tipo PVC e leve à geladeira por cerca de 15 minutos.
- Retire da refrigeração e cubra as maçãs com uma boa camada de massa, vedando completamente a forma. Faça furos na massa e leve ao forno por cerca de 10 minutos ou até a massa assar e dourar.

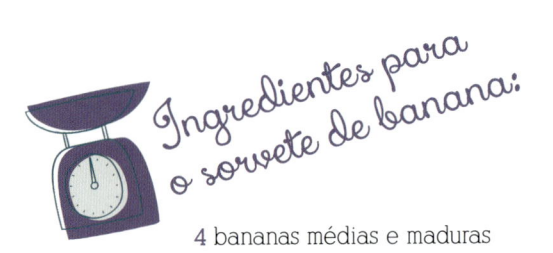

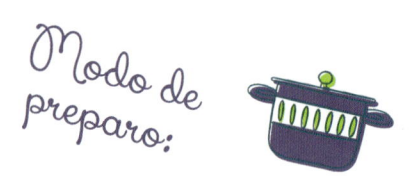

Ingredientes para o sorvete de banana:

4 bananas médias e maduras

Modo de preparo:

- Descasque as bananas e coloque-as no freezer por 2 horas para endurecerem.
- Retire e bata-as no processador. Forme bolas de sorvete com um boleador e sirva com a torta de maçã invertida.

Ingredientes para o caramelo de coco:

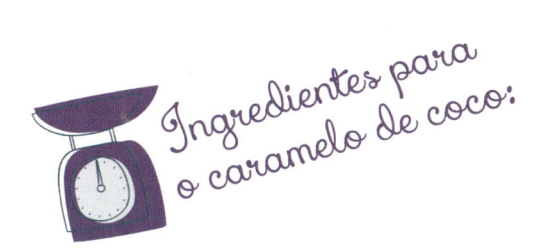

1 xícara de leite de coco natural ou de amêndoas
2 colheres de açúcar de coco
➤ Folhas de hortelã para decorar

Modo de preparo:

➤ Numa panela, leve ao fogo todos os ingredientes, deixe levantar fervura por cerca de 10 minutos ou até engrossar.

➤ Retire do fogo, sirva com a torta invertida coberta por sorvete e decore com as folhas de hortelã.

Crème brûlée de gengibre

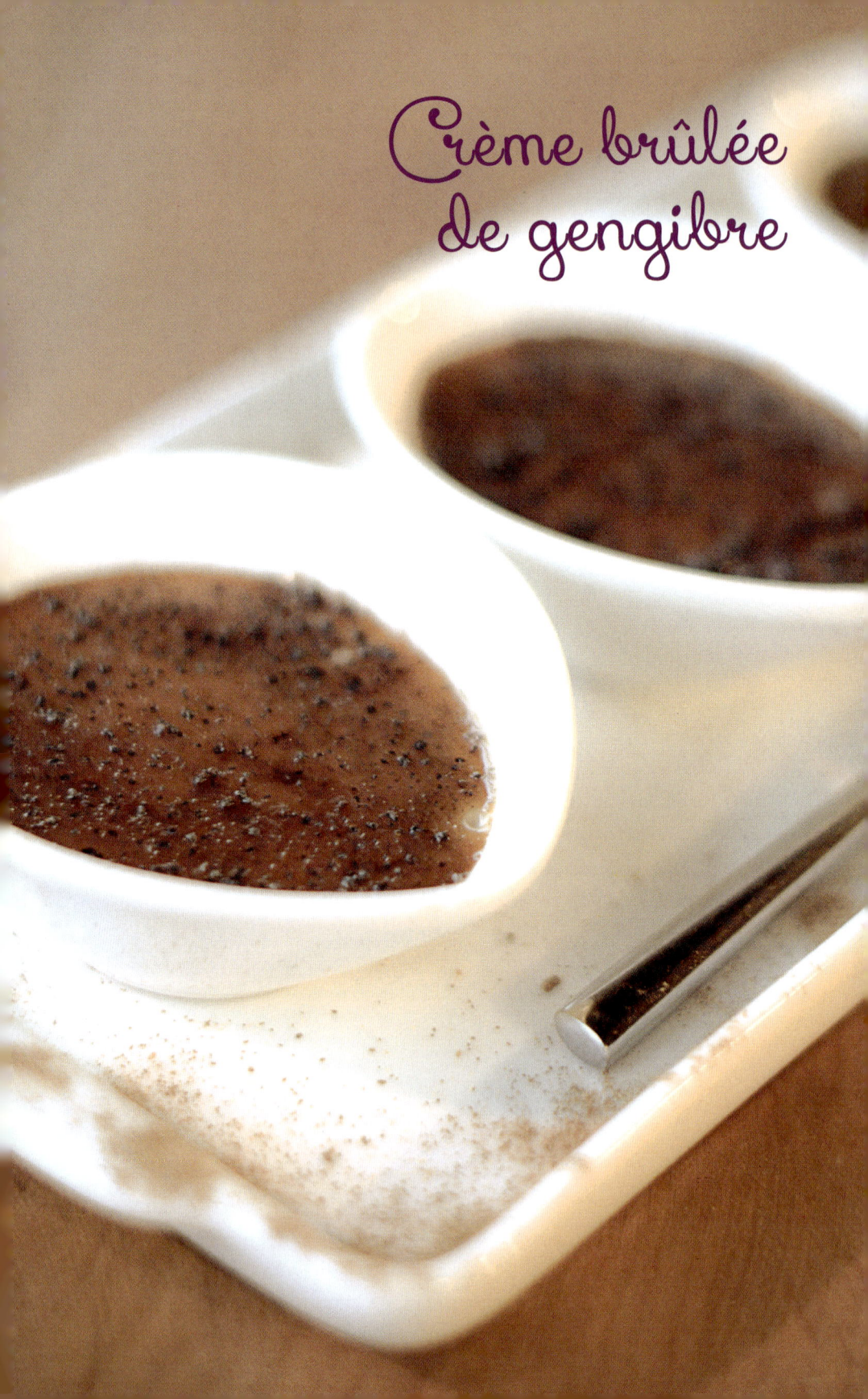

Ingredientes:

2 xícaras de leite de coco natural
2 colheres de sopa de gengibre ralado
3 colheres de açúcar de coco
1 colher de chá rasa de ágar-ágar
> Açúcar de coco para queimar

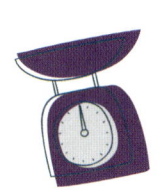

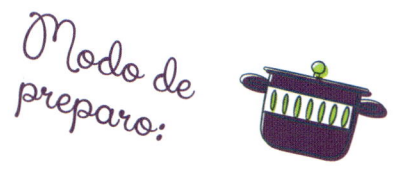

Modo de preparo:

> Leve ao fogo uma panela com todos os ingredientes. Mexa cuidadosamente e deixe ferver por 6 minutos.
> Transfira a mistura de coco e gengibre para ramequins ou outro recipiente.
> Coloque na geladeira para endurecer.
> Depois de firme, polvilhe o açúcar de coco por toda a superfície do crème brulée e queime-o com maçarico culinário.
> Sirva imediatamente.

Mousse de alfarroba

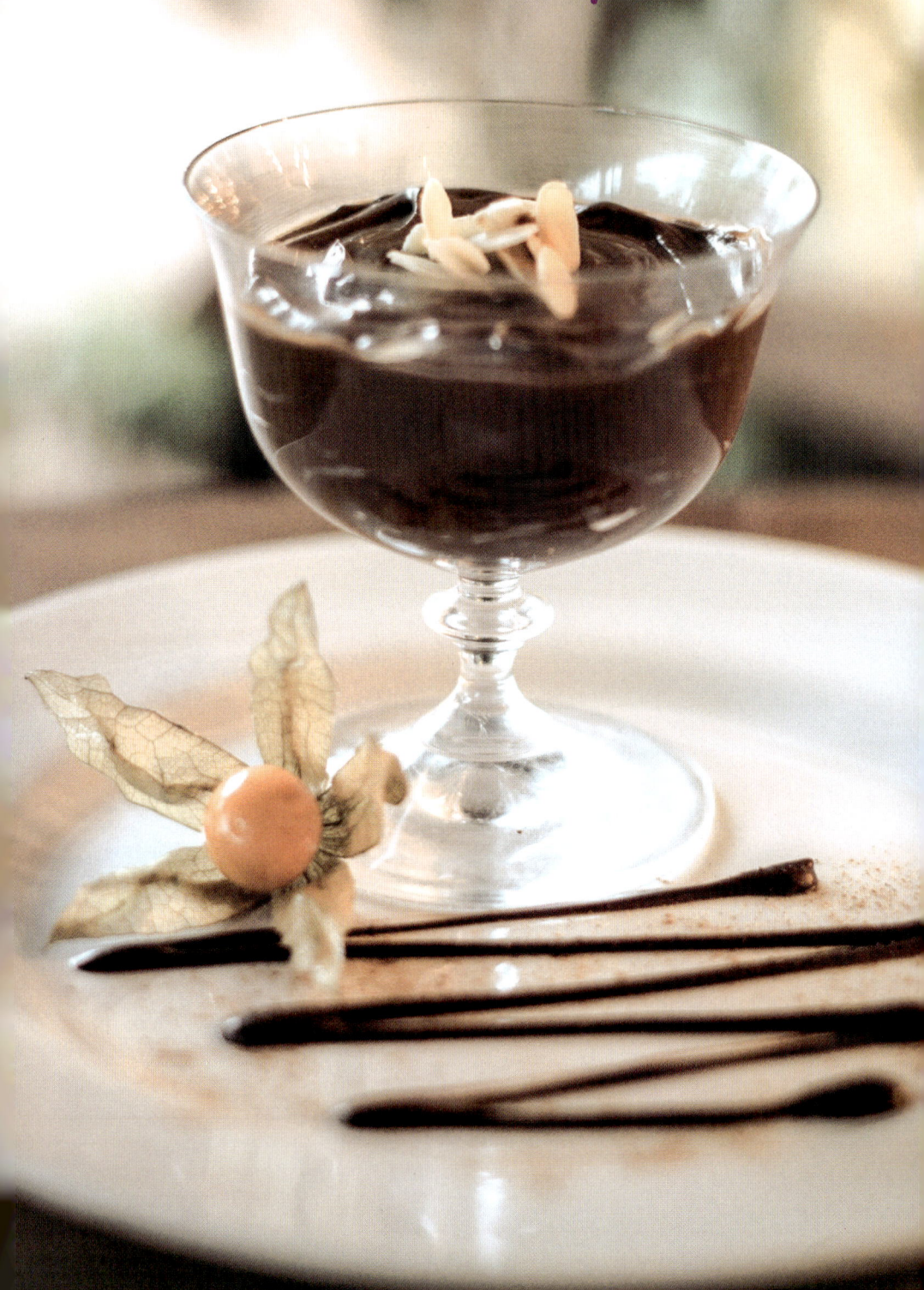

Ingredientes:

- 1 abacate médio
- 1/2 xícara de leite de amêndoas
- 2 colheres de sopa de alfarroba em pó
- 4 colheres de sopa cheias de açúcar de coco
- Adoçante tipo stévia puro a gosto
- Physallis ou outra fruta para decorar
- Uma pitada de alfarroba em pó para decorar

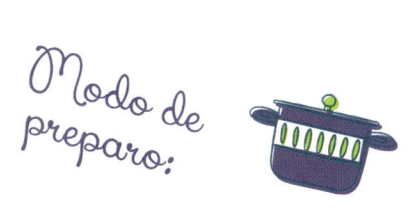

Modo de preparo:

- Bata todos os ingredientes no liquidificador.
- Transfira para taças de vidro ou cristal e leve à geladeira por 1 hora para ganhar mais consistência.
- Na hora de servir, coloque as taças sobre pratos de sobremesa e decore-as com as frutas, alfarroba em pó ou faça desenhos com a própria mousse com ajuda de um bico bem fino.

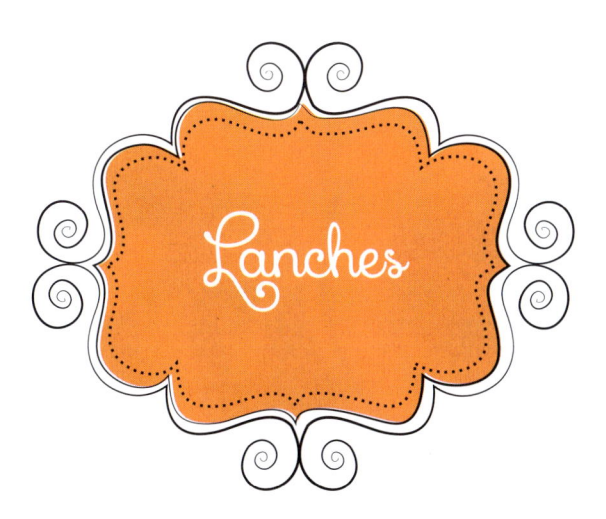

Lanches

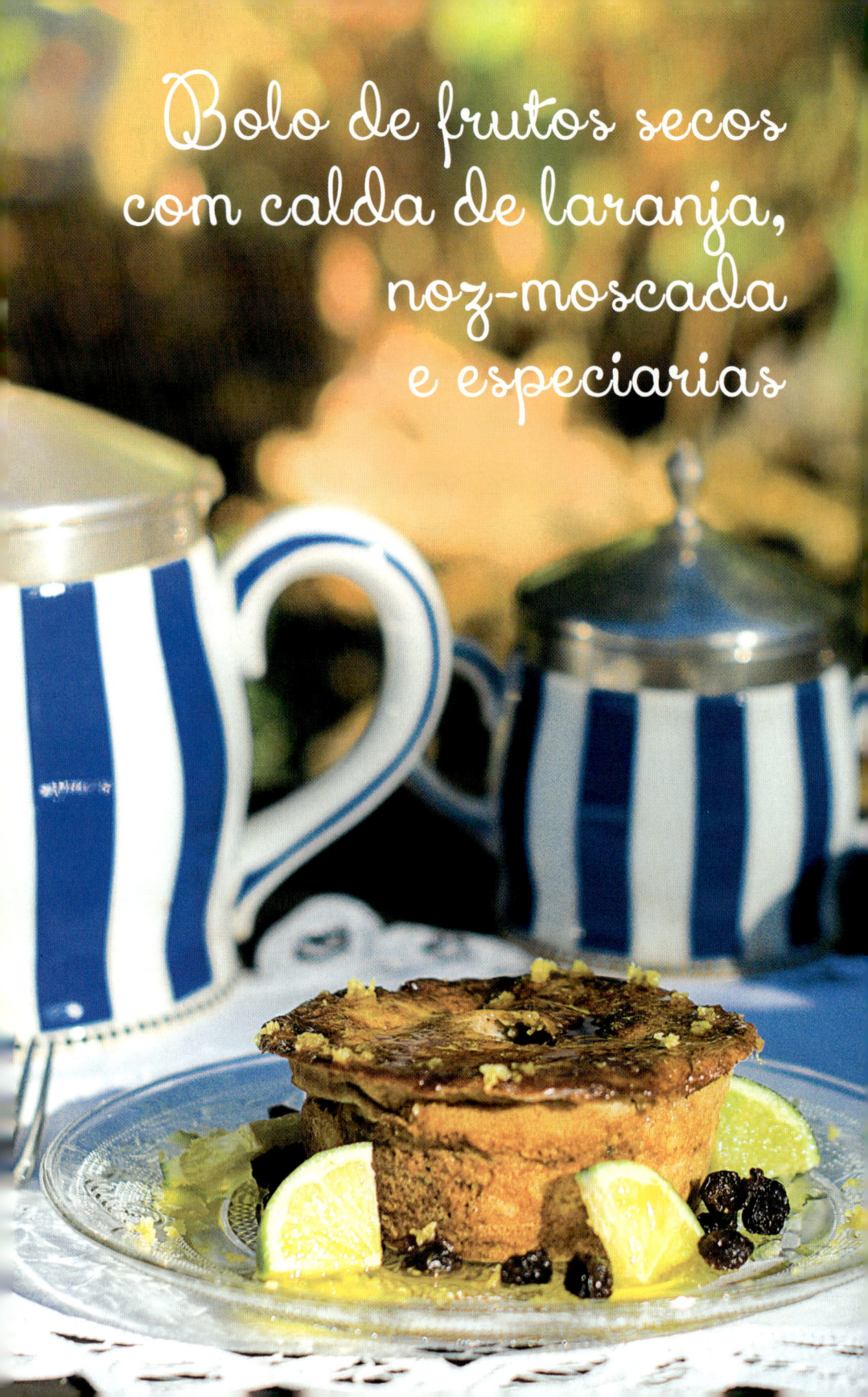

Bolo de frutos secos com calda de laranja, noz-moscada e especiarias

Ingredientes para o bolo:

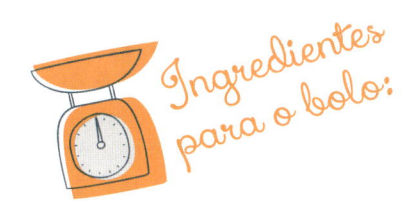

3 ovos caipiras
5 bananas amassadas
1/2 xícara de nozes
1/2 xícara de passas
1/2 xícara de ameixas secas
1/2 xícara de damascos
1 colher de sobremesa de fermento químico
1 colher de sopa de óleo de coco
1 colher de sopa de farinha FSG

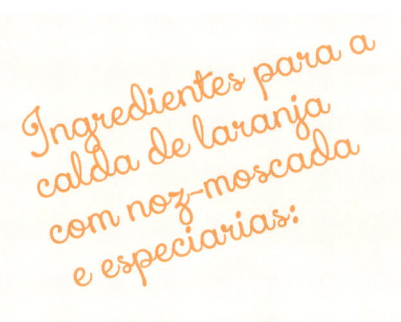

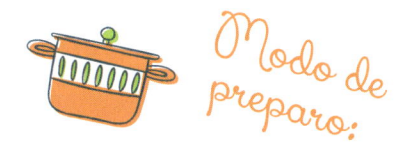

Modo de preparo:

> Preaqueça o forno a 200 graus.
> Bata no liquidificador os ovos com as bananas.
> Passe para um bowl ou tigela e acrescente os demais ingredientes.
> Misture bem com uma colher.
> Unte uma forma de bolo com o óleo de coco e com a farinha FSG.
> Transfira a massa para a forma untada e leve ao forno por, aproximadamente, 30 minutos ou até dourar.
> Aguarde esfriar para desenformar.

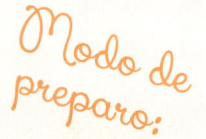

Ingredientes para a calda de laranja com noz-moscada e especiarias:

2 xícaras de suco de laranja
1 anis estrelado
2 cravos
4 pitadas de noz-moscada ralada na hora
40 gotas de adoçante do tipo stévia
> Raspa de 1 limão
> Raspa de 1 laranja
> Fatias de limão ou laranja para decorar

Modo de preparo:

> Leve ao fogo brando uma panela com o suco de laranja, o anis estrelado, os cravos e a noz-moscada.
> Deixe reduzir à metade.
> Adicione o adoçante, as raspas de laranja e de limão.
> Desenforme o bolo e passe para um prato grande. Por sobre o bolo derrame a calda morna de laranja.
> Decore com fatias de laranja ou limão.
> Este bolo pode ser servido inteiro ou no formato de minibolinhos, acompanhado ou não da calda de noz-moscada e especiarias.

Minibroas de milho e amaranto

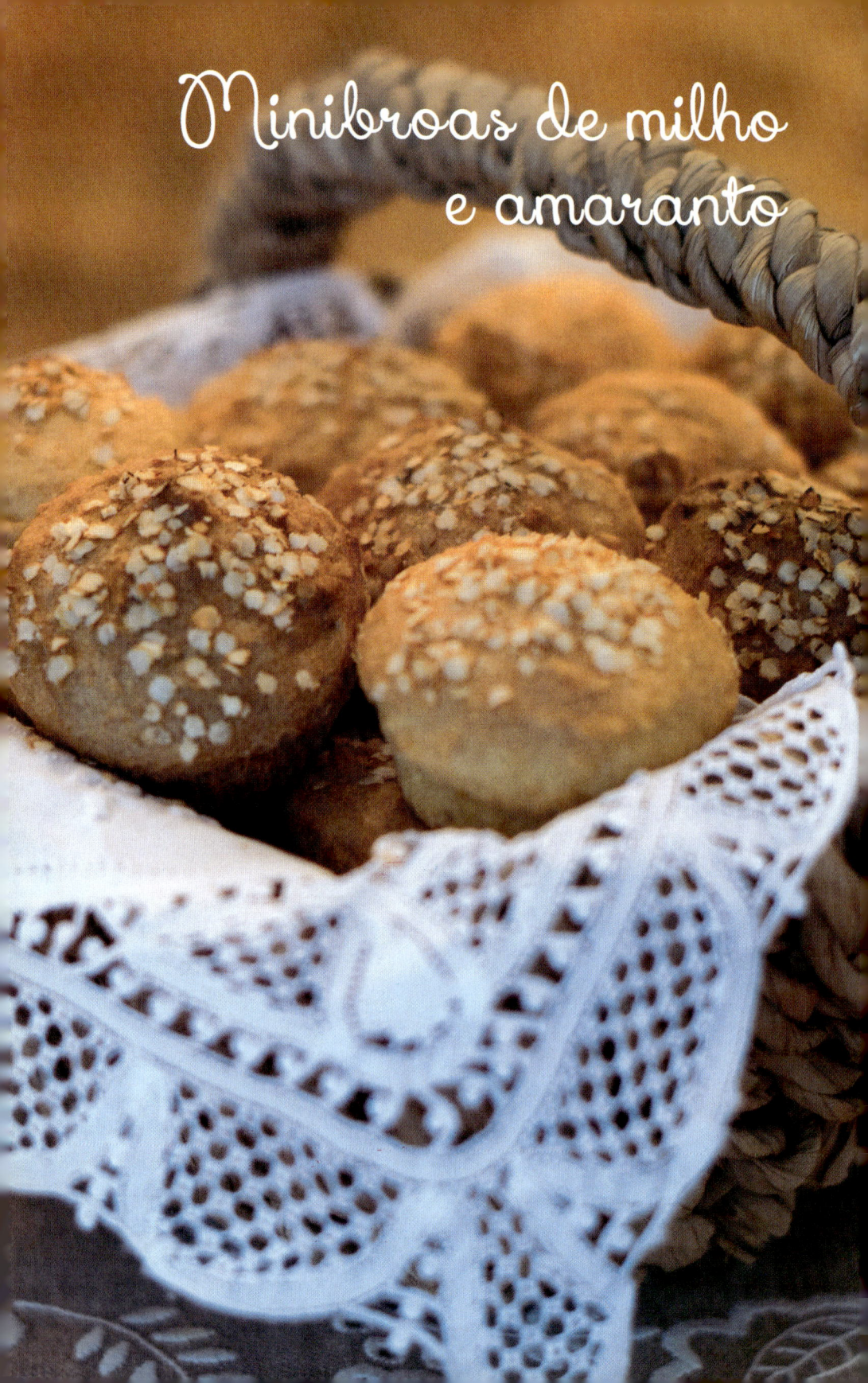

Ingredientes:

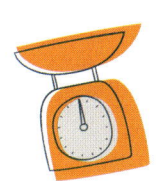

- 1 xícara de farinha FSG
- 1 colher de café de mix de gomas guar e xantana
- 2 xícaras de fubá da roça orgânico
- 1 xícara de farinha de amaranto
- 3 ovos caipiras
- 1 e 1/2 xícara de leite de coco morno
- 1 xícara de óleo de coco
- 1 colher de chá de fermento em pó químico
- Stévia a gosto
- Amaranto em flocos para decorar

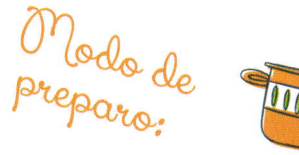

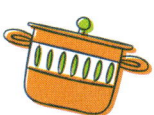

Modo de preparo:

- Bata todos os ingredientes no liquidificador e distribua em forminhas para cupcakes.
- Levar ao forno preaquecido a 200 graus por cerca de 30 minutos ou até assarem e ganharem um tom dourado.
- Sirva com café, chá e infusões para lanches ou café da manhã.

Infusão de canela, limão, hortelã e cardamomo

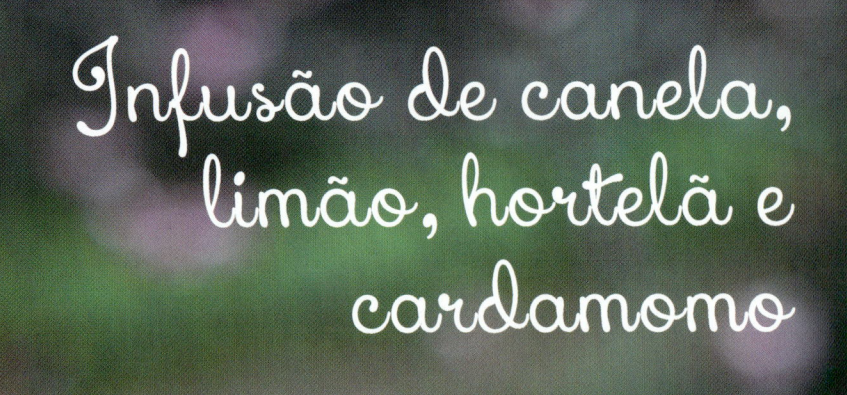

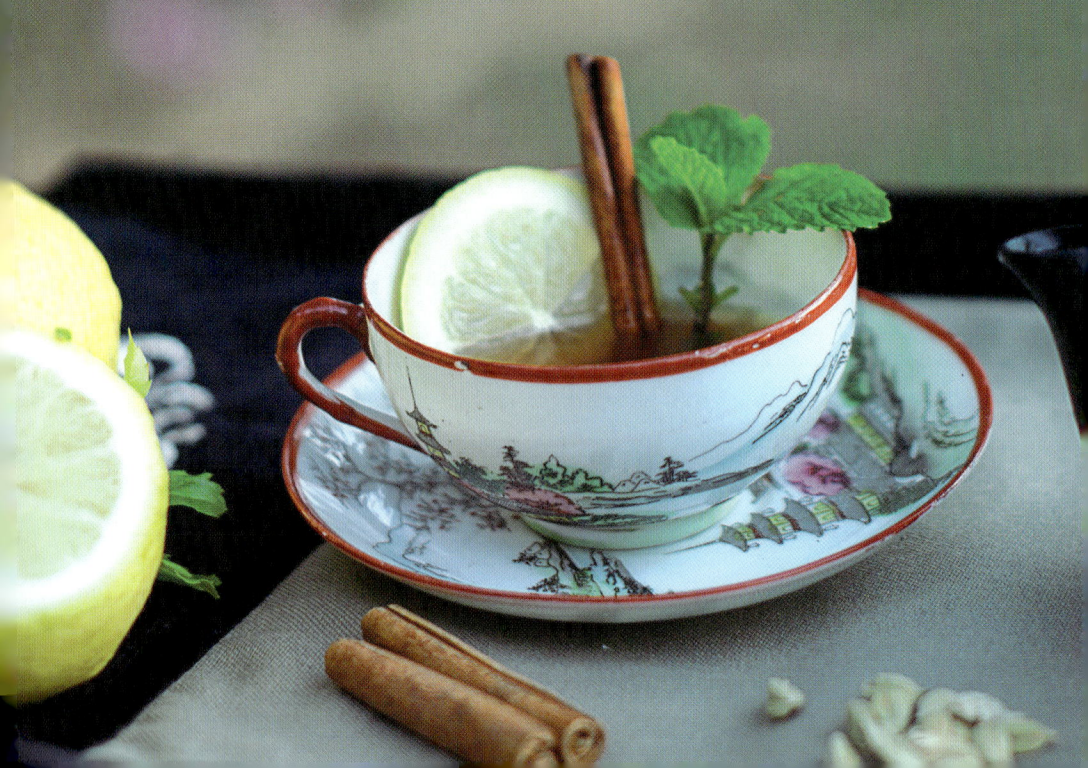

Ingredientes:

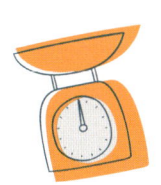

4 xícaras de água alcalina filtrada
6 paus de canela
4 rodelas de limão
2 vagens de cardamomo
> Folhas de hortelã

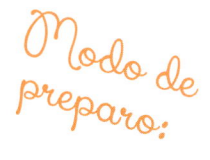

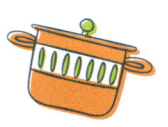

Modo de preparo:

> Abra as vagens de cardamomo e retire as sementes.
> Coloque a água em uma chaleira e leve-a ao fogo. Antes que entre em ebulição, retire e acrescente os paus de canela, as rodelas de limão, as sementes de cardamomo e as folhas de hortelã.
> Tampe e deixe liberar os aromas por 10 minutos.
> Sirva em seguida.
> Esta infusão pode ser tomada diariamente ao acordar ou nos intervalos das refeições.

Smoothie de mirtilo com suco verde

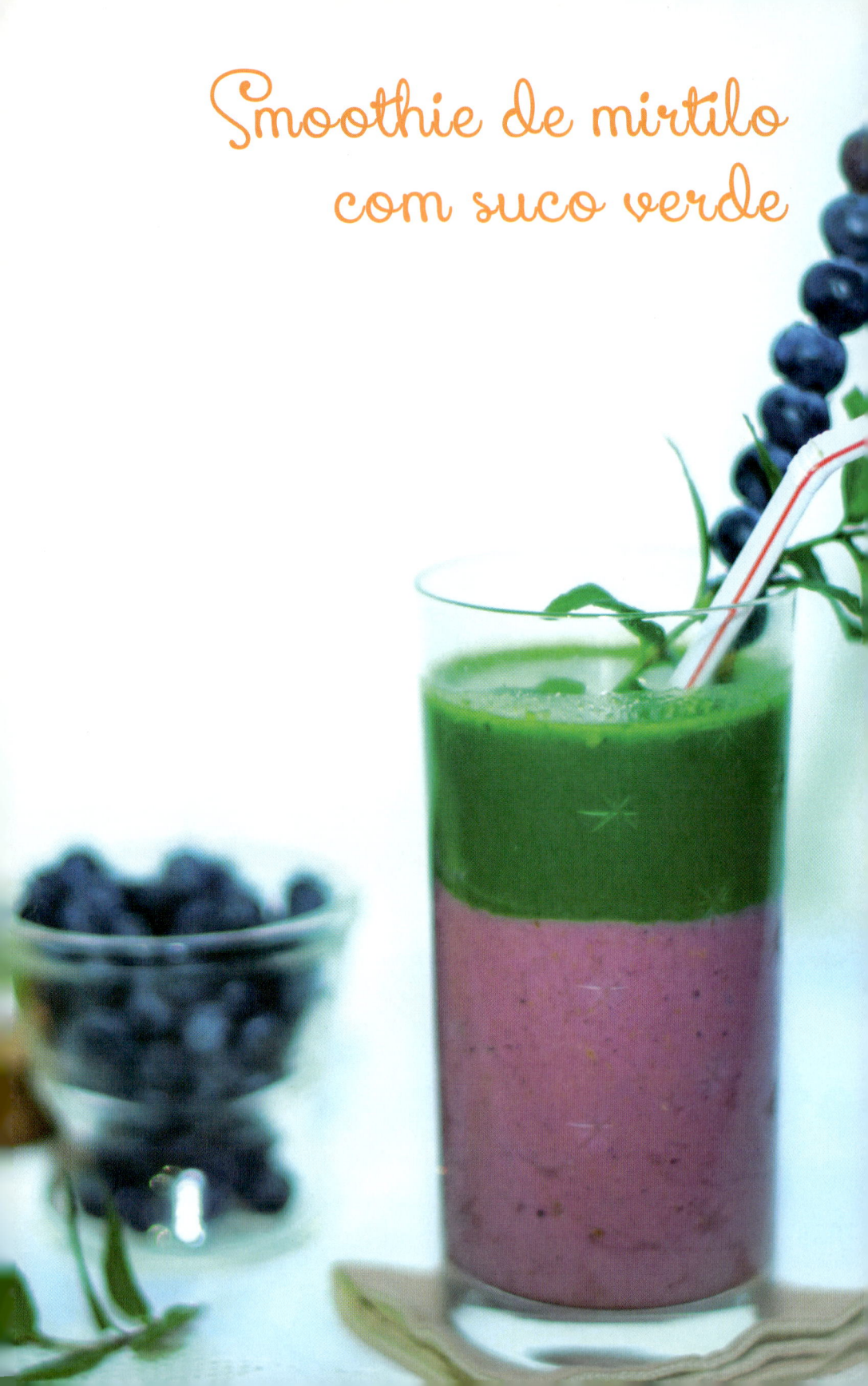

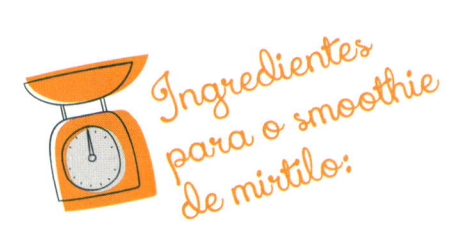

Ingredientes para o smoothie de mirtilo:

1 xícara de mirtilo
2 colheres de sopa de sementes de chia
2 xícaras de leite de coco bem gelado
- Adoçante do tipo stévia a gosto

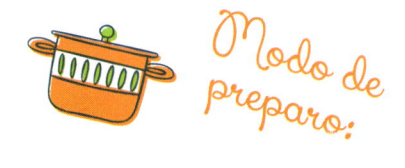

Modo de preparo:

- Congele os mirtilos.
- Deixe as sementes de chia de molho no leite de coco por 15 minutos.
- Bata todos os ingredientes no liquidificador e transfira para copos do tipo longdrink, enchendo um pouco mais da metade dos copos.

Ingredientes para o suco verde:

1/2 limão
2 folhas de couve
2 fatias de abacaxi
1 xícara de água de coco bem gelada
- Folhas de hortelã a gosto

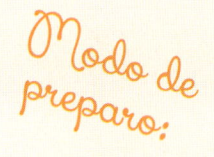

Modo de preparo:

- Bata todos os ingredientes no liquidificador e transfira o suco, cuidadosamente, para os copos já servidos com o smoothie até completar.
- Decore com folhas de hortelã e mirtilos espetados em palitinhos.

Cookies de aveia e maca peruana

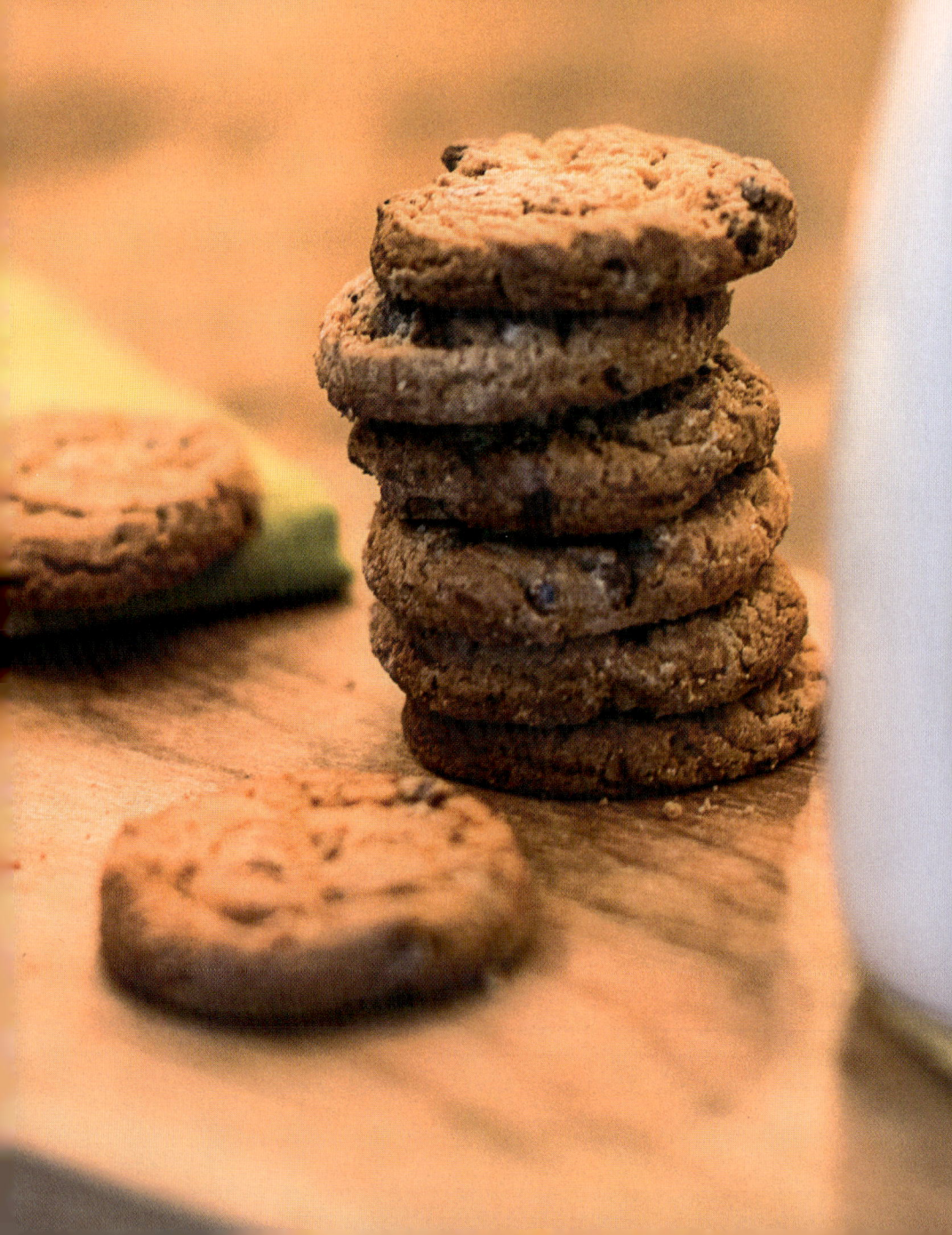

Ingredientes:

1/3 xícara de leite de amêndoas
2 xícaras de farinha de aveia sem glúten
2 colheres de sopa de farinha de linhaça
1 e 1/2 colher de sopa de farinha de maca peruana
1/4 de xícara de óleo de coco
1 xícara de açúcar de coco
1/2 colher de sopa de bicarbonato de sódio
1 colher de sopa de fermento químico
1 colher de café de canela em pó
1 pitada de sal rosa do Himalaia
75 g de chocolate 70% cacau bem picado (sem açúcar e sem leite)

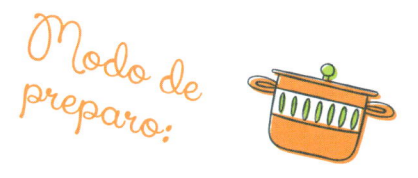

Modo de preparo:

- Preaqueça o forno a 200 graus.
- Forre duas assadeiras médias com papel-manteiga.
- Num bowl ou tigela, misture o leite de amêndoas com a farinha de linhaça.
- Reserve.
- Em outro bowl, misture a farinha de aveia, o pó de maca, o bicarbonato, o fermento químico, a canela e o sal.
- Misture bem.
- Adicione o açúcar de coco e o óleo de coco à mistura de farinha de linhaça. Mexa bem.
- Misture na batedeira a parte sólida com a pasta de linhaça e o óleo de coco.
- Por fim, envolva, delicadamente, com o chocolate picado.
- Forme montinhos circulares na assadeira, moldando com a ajuda de um garfo.
- Leve para assar por 10 a 20 minutos ou até dourarem.
- Sirva os cookies com café, chá, leite de amêndoas ou outro leite vegetal de sua escolha.

INFORMAÇÕES SOBRE NOSSAS PUBLICAÇÕES
E ÚLTIMOS LANÇAMENTOS

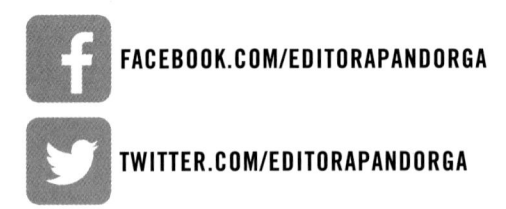

FACEBOOK.COM/EDITORAPANDORGA

TWITTER.COM/EDITORAPANDORGA

WWW.EDITORAPANDORGA.COM.BR

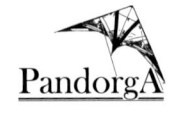

PandorgA